Beratung, Organisation und Coaching

Beratung, Organisation und Coaching

Herausgegeben von Prof. Dr. Markus Jüster,
Professional School of Business & Technology,
Hochschule für angewandte Wissenschaften Kempten

– Band 2 –

Neuropsychologisches Coaching

Entwicklung eines Konzepts
für persönliche Veränderungsprozesse

Raphael Krämer | Lars Schöppe

Tectum Verlag

Die Schriftenreihe *Beratung, Organisation und Coaching* wird herausgeben von Prof. Dr. Markus Jüster, Professional School of Business & Technology, Hochschule für angewandte Wissenschaften Kempten

Raphael Krämer | Lars Schöppe
Neuropsychologisches Coaching
Entwicklung eines Konzepts für persönliche Veränderungsprozesse

Beratung, Organisation und Coaching, Band 2

© Tectum – ein Verlag in der Nomos Verlagsgesellschaft, Baden-Baden 2022

ISBN 978-3-8288-4766-8
ePDF 978-3-8288-7872-3
ISSN 2750-5782

Umschlaggestaltung: Tectum Verlag, unter Verwendung des Bildes # 1597627222 von MilletStudio | www.shutterstock.de

Gesamtverantwortung für Druck und Herstellung:
Nomos Verlagsgesellschaft mbH & Co. KG
Printed in Germany

Alle Rechte vorbehalten

Besuchen Sie uns im Internet
www.tectum-verlag.de

Bibliografische Informationen der Deutschen Nationalbibliothek
Die Deutsche Nationalbibliothek verzeichnet diese Publikation in der Deutschen Nationalbibliografie; detaillierte bibliografische Angaben sind im Internet über http://dnb.d-nb.de abrufbar.

Vorwort

Hat Coaching einen nachhaltigen Einfluss auf persönliche Veränderungsprozesse? Lassen sich überhaupt wesentliche Veränderungen der Wahrnehmung, der Interpretation des Geschehens und eine wirkliche Neuausrichtung der Persönlichkeit durch Coaching beeinflussen? Wenn ja, wie gelingt dies und welche nachhaltige Verankerung erfährt dieser Prozess?

Diese Fragen lassen sich nicht zweifelsfrei eindeutig beantworten, schließlich gibt es unterschiedliche Fähigkeiten (Coach), unterschiedliche Bereitschaften (Coachee) und unterschiedliche Werkzeuge (Coachingmethoden), welche in einem Coachingprozess interdependent miteinander agieren und reagieren. Wenn es aber zu Veränderungen kommen sollte, wie sind diese dann zu begünstigen? Durch verändertes Verhalten, eine andere Form der Selbstwahrnehmung (Lebensqualität) oder gar auf einer neuronalen Ebene? Insofern das letztere der Fall sein sollte, so muss Coaching auch neuropsychologische Veränderungsprozesse adressieren. Nur, wie geschieht dies?

Raphael Krämer und Lars Schöppe nehmen sich dem Thema an und verfassen einen Text mit dem Titel: „Entwicklung eines neuropsychologisch fundierten Coaching-Konzeptes für persönliche Veränderungsprozesse". Hierzu legen sie eine Arbeit vor, welche sich an der Grenze zwischen Neuropsychologie und Coaching bewegt.

Der Leser:in wird dabei eine Arbeit vorgelegt, welche sich zunächst mit den Grundlagen der Neuropsychologie befasst. Hier gelingt es den Autoren in kurzer Form einen guten Einblick in Kernelemente der Hirnforschung zu geben. Sie legen dadurch ein solides Fundament für die weiteren Betrachtungen. Gerade die Aspekte des Lernens und der neuronalen Plastizität können aus Sicht eines neuropsychologisch fundierten Coaching-Konzeptes von Bedeutung sein.

Im zweiten Abschnitt des zweiten Kapitels ihrer Arbeit beschäftigen sich die Autoren mit den Grundlagen des Coachings. Hier ordnen sie dies als Format gut ein und erläutern unterschiedliche Verständnisweisen, Wurzeln und methodische Zugänge, sowie Prozessstrukturen, die sich im Coaching etabliert haben. In klaren Übersichten werden dabei unterschiedliche Konzepte des Coachings anschaulich vorgestellt.

Aus diesen beiden Erläuterungen bilden die Autoren dann ein neuropsychologisch orientiertes Coaching-Model. Der Kern des Models ist verhaftet im doppelten Zugang von Wahrnehmung und Verhalten durch das limbische wie kognitive System. Veränderung wird in einen neuropsychologischen Regelkreis aus Grundbedürfnissen, neuem Erregungsmuster, Motivation und Ressourcen und schließlich einer Neurokommunikation verstanden, welche dann in der Lage ist, neue Muster zu schaffen. Die Autoren zeigen anschließend unterschiedliche Wege, welche zu einer Begünstigung von Veränderung führen können. Diese Wege können durch den dargestellten, mehrphasigen Coaching-Prozess beschritten und umgesetzt werden.

In Summe gestalten Krämer und Schöppe ein schlüssiges Basismodell, welches auf der Grundlage eines dynamisches Verständnisses der Neuropsychologie ruht. Hier entfernen sie sich vom eher deterministisch-pessimistischen Entwicklungsverständnis Gerhard Roths.

Die Arbeit enthält sehr vieles an Wissen und Argumenten, welche zu einem differenzierten Verständnis von Veränderungsprozessen führen. Daher möchte ich sie als lesenswerten Beitrag für alle Berater:innen empfehlen, die Coaching als differenzierten Prozess der gezielten Veränderung verstehen und neuropsychologische Erkenntnisse in Ihre Tätigkeit einfließen lassen möchten.

Kempten im März 2022

Markus Jüster

Inhaltsverzeichnis

Darstellungsverzeichnis XIII

Tabellenverzeichnis XV

Abkürzungsverzeichnis XVII

Glossar XIX

1. Einleitung 1
    1.1 Einführung in die Thematik 1
    1.2 Forschungsfragen und Vorgehen 4
    1.3 Zielsetzung 5
    1.4 Aufbau der Arbeit 5
    1.5 Methodik 6

2. Stand der Forschung 9
    2.1 Theorieteil 1: Neurowissenschaftliche Grundlagen 9
        2.1.1 Neuroanatomische Grundlagen 9
            2.1.1.1 Das Gehirn 9
            2.1.1.2 Neuronen 12
            2.1.1.3 Synapsen 13
            2.1.1.4 Neurotransmitter 15
        2.1.2 Emotionsregulation im Gehirn – das limbische System 17
            2.1.2.1 Thalamus 18
            2.1.2.2 Amygdala 19
            2.1.2.3 Hypothalamus 23
            2.1.2.4 Hippocampus 23
            2.1.2.5 Gyrus cinguli 24

- 2.1.2.6 Orbitofrontaler Kortex 25
- 2.1.2.7 Insula 25
- 2.1.2.8 Basalganglien 26
- 2.1.3 Neuropsychologische Grundlagen 27
  - 2.1.3.1 Motivation und Handlung 27
  - 2.1.3.2 Lernen 29
    - 2.1.3.2.1 Klassische Konditionierung 30
    - 2.1.3.2.2 Operante Konditionierung 31
    - 2.1.3.2.3 Lernen am Modell – Beobachtungslernen 32
  - 2.1.3.3 Das vier Ebenen Modell nach Strüber und Roth 34
  - 2.1.3.4 Neurogenese 36
  - 2.1.3.5 Neuronale Plastizität 38
  - 2.1.3.6 Hypothese der somatischen Marker 38
  - 2.1.3.7 Embodiment – Körper und Emotionen 40
  - 2.1.3.8 Predictive Processing 41
  - 2.1.3.9 Grundbedürfnisse und Konsistenztheorie nach Grawe 42
  - 2.1.3.10 Veränderbarkeit des Gehirns durch Coaching 46
- 2.2 Theorieteil 2: Coaching Grundlagen 47
  - 2.2.1 Entwicklung von Coaching 48
  - 2.2.2 Was ist Coaching? 50
    - 2.2.2.1 Coaching-Verständnis nach Migge 51
    - 2.2.2.2 Coaching-Verständnis nach Fischer-Epe und Schulz von Thun ... 52
    - 2.2.2.3 Coaching-Verständnis nach Rauen 53
    - 2.2.2.4 Coaching-Verständnis nach Wrede und Wiesenthal 54
    - 2.2.2.5 Coaching-Verständnis nach Meier und Janßen 55
    - 2.2.2.6 Coaching-Verständnis nach Robert Wegener 55
  - 2.2.3 Abgrenzung des Coachings zur Psychotherapie 57
  - 2.2.4 Coaching-Themen 58
    - 2.2.4.1 Skills Coaching (Business Coaching): 60
    - 2.2.4.2 Performance Coaching (Business Coaching): 61
    - 2.2.4.3 Development Coaching (Personal Coaching): 61
    - 2.2.4.4 Executive bzw. Business Coaching 62
    - 2.2.4.5 Personal Coaching 62
  - 2.2.5 Coaching-Verfahren 63
    - 2.2.5.1 Der systemische Ansatz 65
    - 2.2.5.2 Neurolinguistisches Programmieren 66
    - 2.2.5.3 Lösungsfokussierter Ansatz 70

2.2.5.4 Verhaltenstherapeutische Ansätze 70
2.2.6 Coaching-Varianten 71
    2.2.6.1 Das Einzel-Coaching 72
2.2.7 Coaching-Zielgruppen 73
2.2.8 Coaching-Prozess 74
    2.2.8.1 Der Coaching-Prozess (Radatz) 75
    2.2.8.2 Der Coaching-Prozess (Wrede und Wiesenthal) 77
    2.2.8.3 Der Coaching-Prozess (Fischer-Epe) 78
    2.2.8.4 Der Coaching Prozess und das GROW-Modell (Whitmore) 79
    2.2.8.5 Der Coaching-Prozess und die sechs Phasen der Beratung (Lippitt, G.L. und Lippitt, R.) 80
    2.2.8.6 Der Coaching-Prozess und die acht Coaching-Schritte (Migge) 81
    2.2.8.7 Der Coaching-Prozess und die typischen Phasen eines Coachings (Lippmann) 82
    2.2.8.8 Der Coaching-Prozess und das COACH-Modell (Rauen und Steinhübel) 82
    2.2.8.9 Der Coaching-Prozess und die vier Phasen im Coaching (Müller) 84
    2.2.8.10 Der Coaching-Prozess und das Sieben-Phasen-Modell (Kanfer) 84
    2.2.8.11 Recherche zum Coaching-Prozess 86

3. Ergebnisse: Neuropsychologisches Coaching 91

3.1 Vereinfachtes neuropsychologisches Modell 91
3.2 Grundsätze für einen neuropsychologisch fundiertes Coaching 96
    3.2.1 Förderung neuer, günstiger Erregungsmuster 98
    3.2.2 Mit Motivation und Ressourcen auf etwas zu statt von etwas weg 101
    3.2.3 Neurokommunikation: Bilder, Emotionen, körperliche Reaktionen nutzen 104
    3.2.4 Grundbedürfnisse wahren 107
        3.2.4.1 Bindungsbedürfnis 110
        3.2.4.2 Orientierung und Kontrolle 111
        3.2.4.3 Lustgewinn und Unlustvermeidung 112
        3.2.4.4 Selbstwerterhöhung und Selbstwertschutz 112

3.3 Eigenes Verständnis des Coachings und des Prozesses 113
　　3.3.1 Das eigene Coaching-Verständnis 113
　　3.3.2 Gemeinsamkeiten und Unterschiede der Coaching-Prozesse 115
　　3.3.3 Das Coaching-Prozess-Modell 118
3.4 Das neuropsychologisch fundierte Coaching-Konzept 119
　　3.4.1 Phase 1: Begrüßungs- und Vereinbarungsphase 120
　　　　3.4.1.1 Neuropsychologische Integration 122
　　3.4.2 Phase 2: Analysephase 125
　　　　3.4.2.1 Neuropsychologische Integration 126
　　3.4.3 Phase 3: Ziel- und Planungsphase 128
　　　　3.4.3.1 Neuropsychologische Integration 130
　　3.4.4 Phase 4: Anwendungsphase 132
　　　　3.4.4.1 Neuropsychologische Integration 133
　　3.4.5 Phase 5: Integrationsphase 135
　　　　3.4.5.1 Neuropsychologische Integration 137
　　3.4.6 Phase 6: Reflexionsphase 138
　　3.4.7 Phase 7: Professionalisierungsphase 139
3.5 Das neuropsychologische Coaching-Konzept für die einzelne
　　Coachingeinheit 139

4. Diskussion 143

4.1 Die neuropsychologische Literatur und Perspektive 143
4.2 Die Coaching Literatur und Perspektive 144
4.3 Zur Beantwortung der Forschungsfragen im Einzelnen 147
　　4.3.1 Welche neuroanatomischen Strukturen und neuropsychologischen
　　　　　Prozesse sind für das Coaching relevant? 147
　　4.3.2 Wie sind diese Strukturen aufgebaut und wie funktionieren sie? 147
　　4.3.3 Können den Coaching-Phasen neuropsychologische Strukturen und
　　　　　Prozesse zugeordnet werden? 148
　　4.3.4 Lässt sich aus einer Zuordnung von neuropsychologischen Strukturen
　　　　　und Prozessen zu den Coaching-Phasen, eine sinnvolle Auswahl und
　　　　　Abfolge von Interventionen für das Coaching von persönlichen
　　　　　Veränderungsprozessen ableiten? 148

4.4 Kritische Betrachtung der Ergebnisse 149
    4.4.1 Ist eine Beeinflussung neuropsychologischer Prozesse möglich? 149
    4.4.2 Wie unterscheidet sich ein neuropsychologischer Coaching-Prozess von anderen Coaching-Prozessen? 151
    4.4.3 Gibt es einen Mehrwert gegenüber Coaching-Prozessen die nicht neuropsychologisch fundiert sind? 152
    4.4.4 Erkenntnisfortschritt dieser Arbeit und zukünftige Fragestellungen 153

5. **Literaturverzeichnis** 157

Darstellungsverzeichnis

Darstellung 1:	Schematische Darstellung der Methodik und des Aufbaus der geplanten Masterarbeit	8
Darstellung 2:	Gliederung des Gehirns und wesentliche Strukturen	10
Darstellung 3:	Die Gehirnlappen	11
Darstellung 4:	Schematische Darstellung eines Neurons	13
Darstellung 5:	Schematische Darstellung einer chemischen Synapse	14
Darstellung 6:	Die funktionellen Beziehungen der Amygdala	20
Darstellung 7:	Schematische Darstellung der Verarbeitung von Sinnesinformationen in der Amygdala. Die ersten, basalen Informationen kommen aus dem Thalamus. Erst später kommen die komplexeren Informationen aus den sinnesverarbeitenden Arealen des Kortex	21
Darstellung 8:	Das Vier Ebenen Modell nach Strüber und Roth	34
Darstellung 9:	konsistenztheoretisches Modell des psychischen Geschehens nach Grawe	44
Darstellung 10:	Übersicht Format Coaching, Verfahren und Methoden	50
Darstellung 11:	Coaching-Klassifizierung nach Engagement	60
Darstellung 12:	Repräsentationssysteme im NLP	69

Darstellung 13: Vereinfachtes neuropsychologisches Modell   94

Darstellung 14: Vereinfachtes neuropsychologisches Modell mit Ergänzung der Interaktion zwischen Innen- und Außenwelt   95

Darstellung 15: Neuropsychologischer Integrationskreis   97

Darstellung 16: Das Coaching-Prozess-Modell   118

Darstellung 17: Visualisierung des Prozessablaufs im neuropsychologischen Coaching-Konzept   120

Darstellung 18: Fokus auf die Grundbedürfnisse im neuropsychologischen Integrationskreis   124

Darstellung 19: Fokus auf die Neurokommunikation im neuropsychologischen Integrationskreis   128

Darstellung 20: Fokus auf die Motivation und Ressourcen im neuropsychologischen Integrationskreis   131

Darstellung 21: Fokus auf die neuen Erregungsmuster im neuropsychologischen Integrationskreis   135

Darstellung 22: In der 5. Phase gibt es keinen spezifischen Fokus, sondern sämtliche Aspekte des neuropsychologischen Integrationskreises werden betrachtet   138

Darstellung 23: Visualisierung des Ablaufs einer Coachingeinheit im neuropsychologischen Coaching-Konzept   142

Tabellenverzeichnis

Tabelle 1:	Neurotransmitter im zentralen Nervensystem	16
Tabelle 2:	Auswertung der Bestimmungsmerkmale von Coaching-Definitionen	56
Tabelle 3:	Der Coaching-Prozess (Radatz)	76
Tabelle 4:	Der Coaching-Prozess (Wrede und Wiesenthal)	77
Tabelle 5:	Der Coaching-Prozess (Fischer-Epe)	78
Tabelle 6:	Der Coaching-Prozess und das GROW-Modell von Whitmore (König/ Volmer)	79
Tabelle 7:	Der Coaching-Prozess und die sechs Phasen der Beratung (Lippitt, G.L. und Lippitt, R.)	80
Tabelle 8:	Der Coaching-Prozess und die acht Coaching-Schritten (Migge)	81
Tabelle 9:	Der Coaching-Prozess und die typischen Phasen eines Coachings (Lippmann)	82
Tabelle 10:	Der Coaching-Prozess und das COACH-Modell (Rauen und Steinhübel)	83
Tabelle 11:	Der Coaching-Prozess und die „Vier Phasen im Coaching" (Müller)	84
Tabelle 12:	Der Coaching-Prozess und das Sieben-Phasen-Modell von Kanfer (Migge)	85

Tabelle 13: Übersicht Zusammenfassung der Prozesse   117

Abkürzungsverzeichnis

CR	engl. conditioned response
CS	engl. conditioned stimulus
DBIS	Datenbank-Infosystem
DFC	Deutscher Fachverband Coaching
fMRT	funktionelle Magnetresonanztomographie
ICD	International Statistical Classification of Diseases and Related Health Problems" Übersetzung: Internationale statistische Klassifikation der Krankheiten und verwandter Gesundheitsprobleme
KVT	Kognitive Verhaltenstherapie
NLP	Neurolinguistisches Programmieren
TA	Transaktionsanalyse
UR	engl. unconditioned response
US	engl. unconditioned stimulus
VAKOG	im NLP gebräuchliche Abkürzung für visuell, auditiv, kinästhetisch, olfaktorisch, gustatorisch
VR	virtuelle Realität
VT	Verhaltenstherapie
VTA	ventrales tegmentales Areal
WHO	Weltgesundheitsorganisation
ZNS	zentrales Nervensystem

Glossar

A

Afferenz
Nervenfasern, über die Signale eingehen (z.B. in den Thalamus oder eine andere neurologische Struktur), werden als Afferenzen bezeichnet
Anxiolyse
Angst lösend bzw. reduzierend.
Aversion
lateinisch aversatio ‚Abneigung', von aversio ‚Ekel'

D

Depolarisation
ist die Verminderung der Membranspannung an einer Sinnes-, Nerven- oder Muskelzelle unter den jeweiligen Ruhewert. Depolarisation senkt die Schwelle für die Auslösung einer Erregung ab oder löst diese direkt aus.

E

Efferenz
Nervenfasern, über die Signale ausgehen (z.B. aus dem Thalamus heruas zu einer anderen neurologische Struktur), werden als Efferenzen bezeichnet.
Epigeneitk
Teilgebiet der Biologie. Beschäftigt sich mit erblichen, genetischen Modifikationen, die Auswirkung auf morphologischen und physiologischen Eigenschaften haben, ohne zugleich Änderung der DNA-Sequenz zu bewirken.

Extinktion

Löschung, in der Lerntheorie die Löschung der Verknüpfung eines Reizes mit einer entsprechende Reaktion

exzitatorisch

lat. excitare – erregen 15

H

Homöosthase

bezeichnet den Gleichgewichtszustand des physiologischen Systems, der durch interen Regelprozess aufrechterhalten wird

Hyperpolarisation

ist die Steigerung der Membranspannung an einer Sinnes-, Nerven- oder Muskelzelle über den jeweiligen Ruhewert. Hyperpolarisation hebt die Schwelle für die Auslösung einer Erregung an.

K

Kortikosteroide

von lateinisch cortex = ‚Rinde', gr. stereos = ‚fest', sind in der Nebennierenrinde gebildeten Steroidhormonen (z.B. Cortisol, Aldosteron, DHEA).

L

lokomotorisch

Motorik die der Ortsveränderung dient, z.B. Laufen, Klettern, Gehen etc.

M

Methylierung

Eine chemische Modifikation an der DNA durch die Übertragung von Methylgruppen, bei der das Grundgerüst der jeweiligen Nukleobase erhalten bleibt. Methylierung ist ein zentraler Mechanismus der Epigenetik.

multisensorische Information

multisensorisch meint, dass die Information von verschiedenen Sinnesorganen stammt, z.B. die gleichzeitige Aufnahme von visuellen, auditiven und taktilen Reizen.

Z

zirkadiane Rhytmik

der innere 24h Rhythmus des jeweiligen Organismus. Daran orientiert sich z.B. der Schlaf-Wach-Rhythmus.

1. Einleitung

In dieser Arbeit sollen zwei Themen- und Forschungsbereiche betrachtet und miteinander in Verbindung gebracht werden. Auf der einen Seite sind das die neuropsychologische Forschung und ihre Erkenntnisse aus den letzten Jahrzehnten und auf der anderen Seite die Coaching-Forschung und die -praxis.

Im ersten Kapitel wird zunächst in Abschnitt 1.1 das Thema der Masterarbeit erläutert, wodurch der wissenschaftliche Kontext zwischen den beiden Forschungsbereichen aufgezeigt wird. Außerdem gilt es darzulegen, welche Relevanz dieses Thema für die Coaching-Forschung haben kann. Anschließend werden im Abschnitt 1.2 die Fragestellung(en) und die Zielsetzung aus der Thematik abgeleitet und vorgestellt, bevor die Autoren im Abschnitt 1.3 zum Aufbau der Masterarbeit kommen.

1.1 Einführung in die Thematik

Das Thema der Masterarbeit lautet ‚**Entwicklung eines neuropsychologisch fundierten Coaching-Konzeptes für persönliche Veränderungsprozesse**'. Zum einen geht es bei diesem Thema um Begrifflichkeiten, Erkenntnisse und Prozesse aus den Bereichen der Neurowissenschaften und der Coaching-Forschung. Zusätzlich steht im Fokus, wie die Erkenntnisse aus der Neuropsychologie den Coaching-Prozess unterstützen können.

In der neurowissenschaftlichen Forschung wurden insbesondere in den letzten beiden Dekaden erhebliche Fortschritte erzielt, sowohl im Bereich der Aufklärung von Strukturen und deren Zusammenspiel als auch bei der allgemeinen Erkenntnis über die Funktionsweise des Gehirns. Diese deutliche Zunahme an Erkenntnissen ist sowohl auf Fortschritte in bildgebenden Verfahren (z. B. funktionelle Magnetresonanztomographie/fMRT) als auch auf molekulare und genetische Verfahren zurückzuführen. Darüber hinaus wurden viele dieser Forschungen mit konkreten psychologischen Fragestellungen und Untersuchungen kombiniert, so dass die neurobiologische und die neuropsychologische Forschung immer mehr Hand in Hand gehen, um die Frage zu klären, wie das menschliche Gehirn funktioniert. Dadurch vertieft sich immer mehr das Wissen darüber, wie zentrale Prozesse des menschlichen Gehirns funktionieren. Dazu gehören die Steuerung von Gedanken, Empfindungen und des Verhaltens sowie das Gedächtnis und das Lernen.

Sowohl Gedanken, Empfindungen und das Verhalten, als auch das Gedächtnis und Lernen sind für nahezu jeden Coaching-Prozess relevant. Die meisten heute etablierten Coaching-Interventionen sind deshalb auch von psychotherapeutischen Ansätzen und Formaten abgeleitet. Diese ergeben sich jedoch primär aus theoretischen Überlegungen und Verhaltensbeobachtungen, da die überwiegende Mehrheit der Formate aus den 1970er Jahren und davor stammt. Zu dieser stand die Neurowissenschaft noch am Anfang und konnte keine praxisrelevanten Hinweise für die therapeutische Arbeit liefern. Deshalb ergeben sich hier konkrete Anknüpfungspunkte für die Coaching-Forschung und die -praxis.

Das Ziel der Coaching-Prozesse besteht darin, dass der Coach[1] seinem Klienten beim Erreichen eines Zieles oder mehrerer individueller Ziele unterstützt. Auch wenn dieses nicht zwangsläufig eine Veränderung ist, so kommt in vielen Coaching-Prozessen der Punkt, an dem der Klient Denk- oder Verhaltensmuster verändern möchte, um sein Ziel zu erreichen. Das Verändern dieser Muster fällt jedoch häufig schwer, v. a. dann, wenn ein bisher immer gleich durchgeführtes Verhaltensmuster nicht nur kurz-, sondern langfristig durch ein anderes Verhalten ersetzt werden soll. Um Denk- und Verhaltensmuster zu verändern, muss mindestens eine kognitive oder emotionale Veränderungsmotivation bestehen. Die besten Erfolgsaussichten für eine (langfristige) Änderung bestehen dann, wenn sowohl die Kognitionen als auch die Emotionen angesprochen werden und daraus ein kon-

---

1 Zur besseren Lesbarkeit wird in der Masterarbeit nur die männliche Anrede verwendet. Sie gilt jedoch gleichermaßen auch für die weibliche sowie diverse Anrede.

gruenter Veränderungsprozess entsteht. Die meisten dieser Prozesse werden jedoch primär kognitiv angegangen und die nicht kongruenten Emotionen verhindern oftmals, dass ausgearbeitete Veränderungen langfristig beibehalten werden – trotz aller logischen Einsicht und Überzeugung. Dabei reicht die Palette der emotionalen Herausforderungen von einem vorzeitigen Abklingen der Motivation im Sinne einer Unlust bis zu einer diffusen emotionalen Ablehnung. Auch die im Coaching am häufigsten genutzten Methoden, wie das Gespräch, das kognitiv-logische Reflektieren und die daran anschließende deduktive Entwicklung neuer Handlungsstrategien, sind primär auf ein kognitiv-logisches Verstehen fokussiert und erreichen nicht regelhaft eine Kongruenz zwischen Kognition und Emotion. Daraus resultieren die häufig zu beobachtenden Diskrepanzen zwischen dem, was ein Individuum in einem Coaching-Prozess für sich als bedeutende Handlungsschritte erkennt, um eine gewünschte Veränderung zu erreichen, und dem, was diese Person konkret umsetzt. Außerdem ist nur mithilfe der neurowissenschaftlichen Forschung ein zuverlässiger Einblick in die Prozesse möglich, die noch vor der Bewusstwerdung und der Verbalisierung geschehen. Der Begriff des Unbewussten ist bereits aus der Philosophie des 18. Jahrhunderts bekannt und wird, von Sigmund Freud an bis heute, in der Psychoanalyse und der Tiefenpsychologie als wesentliche Erklärung für die Steuerung des Handelns, Denkens und Fühlens genutzt. Eine fundierte und wissenschaftlich belegte Erklärung für die Entstehung und Funktion des Unbewussten bzw. der unbewussten Prozesse des Menschen, liefern jedoch weder die Philosophie noch die Psychoanalyse oder die Tiefenpsychologie. Hier können jedoch mit neurowissenschaftlichen Forschungen umfangreiche neue Erkenntnisse gewonnen werden, die zu einer wissenschaftlichen Fundierung von Interventionen beitragen, die mit unbewussten Prozessen im Menschen arbeiten.

Grundsätzlich geht es also darum, eine Verbindung zwischen einem aktuellen neuropsychologischen Modell einerseits und den Anforderungen des Coaching-Prozesses andererseits herzustellen, um damit ein neuropsychologisch fundiertes Coaching-Konzept zu schaffen. Insgesamt gilt es in der Masterarbeit, den aktuellen Diskurs zum Coaching bei persönlichen Veränderungsprozessen wissenschaftlich zu begleiten und um ein neuropsychologisch fundiertes Konzept mit konkreten Empfehlungen für die Praxis zu erweitern.

1.2 Forschungsfragen und Vorgehen

Die folgenden wissenschaftlichen Fragestellungen wurden aus der Thematik abgeleitet und werden durch folgende Vorgehensweise untersucht:

Zunächst werden die Grundlagen der Neuropsychologie und des Coachings sowie der Stand der aktuellen Forschung erläutert. Anschließend wird die Relevanz der Neuropsychologie für das Coaching untersucht. Hierbei lautet die erste Forschungsfrage:

- Welche neuroanatomischen Strukturen und neuropsychologischen Prozesse sind für das Coaching relevant?

Im Folgenden sollen die zuvor identifizierten relevanten Strukturen bzw. neuropsychologischen Prozesse in ihrem Aufbau und ihrer Funktion erläutert werden. In Bezug auf die erste Forschungsfrage lautet die zweite:

- Wie sind diese Strukturen aufgebaut und wie funktionieren sie?

Nachdem die relevanten Strukturen identifiziert worden sind und deren Funktion erläutert wurde, gilt es, die gewonnenen Erkenntnisse in einen konkreten Coaching-Prozess einfließen zu lassen. Dabei sollen die Coachingphasen daraufhin analysiert werden, ob den einzelnen Phasen spezifische neuropsychologische Prozesse zugeordnet werden können und ob so eine Aussage über ihre Wirkweise und Wirksamkeit erfolgen kann. Die entsprechende dritte Forschungsfrage lautet:

- Können den Coaching-Phasen neuropsychologische Strukturen und Prozesse zugeordnet werden?

Basierend auf den dabei gewonnenen Erkenntnissen soll abschließend die vierte Forschungsfrage beantwortet werden:

- Lässt sich aus einer Zuordnung von neuropsychologischen Strukturen und Prozessen zu den Coaching-Phasen, eine sinnvolle Auswahl und Abfolge von Interventionen für das Coaching von persönlichen Veränderungsprozessen ableiten?

Sämtliche der so gewonnenen Erkenntnisse, können dann in die Entwicklung eines neuropsychologisch fundierten Coaching-Konzeptes für persönliche Veränderungsprozesse einfließen.

1.3 Zielsetzung

In dieser Masterarbeit sollen anhand des aktuellen Forschungsstandes der Neurowissenschaften und des Coachings, konkrete Rückschlüsse für das Coaching bei persönlichen Veränderungsprozessen abgeleitet werden. Ziel ist es, zunächst ein neuropsychologisches Modell sowie ein Coaching-Prozess-Modell abzuleiten und anschließend diese miteinander zu verschmelzen, so dass daraus ein neuropsychologisch fundiertes Coaching-Konzept entwickelt werden kann. Der Fokus liegt dabei auf einem prozessorientierten Coaching von persönlichen Veränderungsprozessen.

1.4 Aufbau der Arbeit

Im ersten Kapitel geht es darum, die Thematik zu erläutern und die Forschungsfragen zu benennen, die aus dem Thema abgeleitet wurden. In diesem Zusammenhang wird die Vorgehensweise beschrieben, mit der die Fragen beantwortet werden. Anschließend folgen die Darlegung der Zielsetzung sowie des Aufbaus der Masterarbeit und eine Erläuterung der angewendeten Methodik.

Um den Stand der Forschung zu benennen, folgt das zweite Kapitel mit dem Theorieteil aus den beiden Bereichen der Neuropsychologie und des Coachings. In diesem sollen die Grundlagen und Entwicklungen zu den einzelnen Bereichen vorgestellt und erläutert werden. Außerdem finden entwicklungsgeschichtliche Betrachtungen, Erläuterungen zum Aufbau, zu Definitionen, Prozessen, Systemen statt sowie weitere grundlegende Betrachtungen der Neuropsychologie und des Coachings, auch von zugehörigen Teilaspekten.

Das dritte Kapitel widmet sich den Ergebnissen aus den beiden Bereichen. Hier werden die Ergebnisse präsentiert und zusammengeführt. In diesem Abschnitt findet die Verschmelzung der Themenbereiche anhand der erstellten bzw. entwickelten Modelle statt. Daraufhin folgt die Vorstellung des entwickelten neuropsychologisch fundierten Coaching-Konzeptes für persönliche Veränderungsprozesse.

Im Diskussionsteil, dem vierten Kapitel, äußern sich die Autoren der Masterarbeit zur untersuchten Literatur und ordnen die daraus gewonnenen Erkenntnisse kritisch ein. Anschließend werden die einzelnen Forschungsfragen beantwortet. Zum Schluss findet eine kritische Bewertung der Ergebnisse und eine Empfehlung für zukünftige Forschungsfragen statt.

1.5 Methodik

Für die Bearbeitung der Forschungsfragen ist eine ausführliche literaturbasierte Recherche notwendig. In dieser sollen relevante Literatur zu den Bereichen Neuropsychologie und Coaching sowie Teilaspekte und Schnittmengen dieser Bereiche identifiziert, bewertet und geordnet werden. Durch eine vertiefte Auseinandersetzung mit der Literatur wird zunächst der aktuelle Stand der Forschung dargestellt, sowohl in Bezug auf die neuropsychologischen Grundlagen, als auch in Bezug auf das Coaching bei persönlichen Veränderungsprozessen. Dazu wird über die gängigen Online-Plattformen und Datenbankangeboten, z. B. Datenbank-Infosystem (DBIS), Karlsruher Virtueller Katalog, PubMed, Google Schoolar, Springer u. Ä., zunächst eine Literaturrecherche mit anschließendem Literaturstudium durchgeführt. Als Schlagworte für die Literaturrecherche werden die in Abbildung 1 dargestellten Begriffe und Begriffskombinationen verwendet.

Im Laufe der Recherche kann diese Schlagwortliste ggf. ergänzt werden, falls im Prozess der Recherche, weitere zielführende Schlagworte oder Kombinationen auftauchen sollten. Einige Suchmaschinen gewichten Ergebnisse von Suchanfragen, die aus mehreren Begriffen bestehen, unterschiedlich. So kann es einen Unterschied in der Präsentation der Ergebnisse machen, ob nach ‚Neurobiologie und Coaching' oder ‚Coaching und Neurobiologie' gesucht wird. Um trotzdem keine relevanten Ergebnisse zu übersehen, werden in diesen Fällen beide Kombinationen verwendet.

Neben den o. a. Recherchemöglichkeiten sollen weitere Optionen genutzt werden, um wissenschaftliche Texte zu finden, auszuwerten und in die Arbeit einfließen zu lassen. Die nachfolgende Aufzählung ist eine vorläufige Liste, die sich im Rahmen der Ausarbeitung noch erweitern kann:

- Bibliotheksportale
- Empfehlungen von Fachliteratur durch Dozenten und Ansprechpartner aus dem Themengebiet
- Wissenschaftliche Journale
- Magazine und Bücher
- Aktuelle vorhandene Studien und Aufsätze

Zu der erwähnten Schlagwortsuche und den o. a. Schlagwörtern wird auch die Suche nach bekannten Autoren durchgeführt, die durch ihren Bekanntheitsgrad in diesen Wissenschaftsgebieten, durch die Häufigkeit ihrer Erwähnungen in Publikationen sowie Buchempfehlungen wahrgenommen werden und denen Anerkennung zugesprochen wird. Die so gewonnenen Erkenntnisse werden anschließend zusammengefasst und zur Beantwortung der Forschungsfragen herangezogen. Anschließend geht es darum, basierend auf diesen Erkenntnissen, ein neuropsychologisch fundiertes Coaching-Konzept zu entwickeln. Aus diesem werden zusammenfassende Empfehlungen für das prozessorientierte Coaching bei persönlichen Veränderungsprozessen abgeleitet.

Die folgende Darstellung gibt einen Überblick über das geplante Vorgehen im Rahmen dieser Masterarbeit.

1. Einleitung

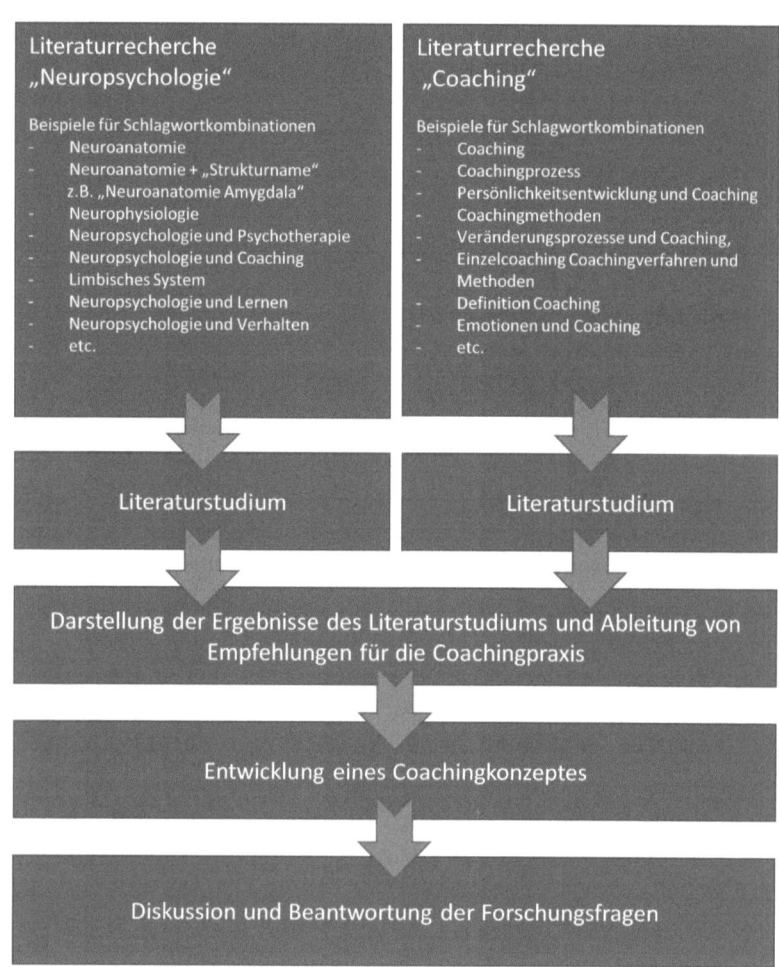

Darstellung 1: Schematische Darstellung der Methodik und des Aufbaus der geplanten Masterarbeit

2. Stand der Forschung

2.1 Theorieteil 1: Neurowissenschaftliche Grundlagen

2.1.1 Neuroanatomische Grundlagen

2.1.1.1 Das Gehirn

Das menschliche Gehirn besteht aus ca. 86 Milliarden Nervenzellen[2], den Neuronen. Sie gehen jeweils mehrere tausend Verbindungen mit anderen Nervenzellen ein, sodass ein komplexes neuronales Netzwerk entsteht. Dazu kommen noch fast genauso viele sog. Gliazellen, die strukturell und funktionell von den Nervenzellen unterscheidbar sind.[3] Aus beiden besteht das Gehirn, das in Verbindung mit dem Rückenmark das zentrale Nervensystem (ZNS) des Menschen bildet.

Aufgrund morphologischer, entwicklungsgeschichtlicher und funktioneller Gesichtspunkte lässt sich das Gehirn in folgende sechs Abschnitte gliedern:[4]

- Das Großhirn (Telencephalon)
- Das Zwischenhirn (Diencephalon)
- Das Kleinhirn (Cerebellum)
- Das Mittelhirn (Mesencephalon)
- Die Brücke (Pons)
- Das verlängerte Mark (Medulla oblongata)

Darstellung 2 zeigt die sechs Abschnitte anhand eines Sagittalschnitts. Das Mittelhirn, die Brücke und das verlängerte Mark werden oftmals auch als Hirnstamm zusammengefasst, was v. a. eine entwicklungsge-

---

2 *Herculano-Houzel, S.*, The human brain in numbers: a linearly scaled-up primate brain, 2009.
3 *Herculano-Houzel, S.*, The human brain in numbers: a linearly scaled-up primate brain, 2009.
4 Vgl. *Trepel, M.*, Neuroanatomie, 2001, S. 97.

schichtliche und funktionelle Betrachtung verdeutlicht. Im Hirnstamm werden basale Funktionen, wie die Atmung reguliert, ohne dabei auf die höheren Zentren angewiesen zu sein. Atmung kann unwillkürlich, also ohne die Steuerung der anderen Hirnabschnitte, insbesondere des Großhirns erfolgen.

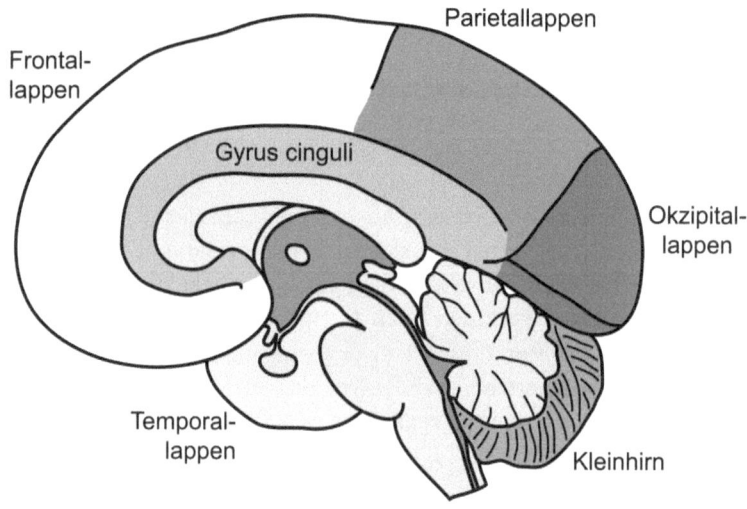

Darstellung 2: Gliederung des Gehirns und wesentliche Strukturen[5]

Das Großhirn ist der entwicklungsgeschichtlich jüngste und auch am weitesten differenzierte Teil des menschlichen Gehirns. In seiner äußersten Schicht, der Großhirnrinde (Kortex) befinden sich fast ein Fünftel aller Nervenzellen. Strukturell ist das Großhirn in folgende vier Lappen unterteilbar: Frontallappen (Lobus frontalis), Parietallappen (Lobus parietalis), Okzipitallappen (Lobus occipitalis) und Temporal-, oder Schläfenlappen (Lobus temporalis) (siehe Darstellung 3). Die Lappen sind wiederum von den Hirnwindungen, den Gyri, durchzogen, die von den Sulci (Rinnen) begrenzt werden (siehe Darstellung 2).

---

5 NEUROtiker, CC BY-SA 3.0, http://creativecommons.org/licenses/by-sa/3.0/, via Wikimedia Commons

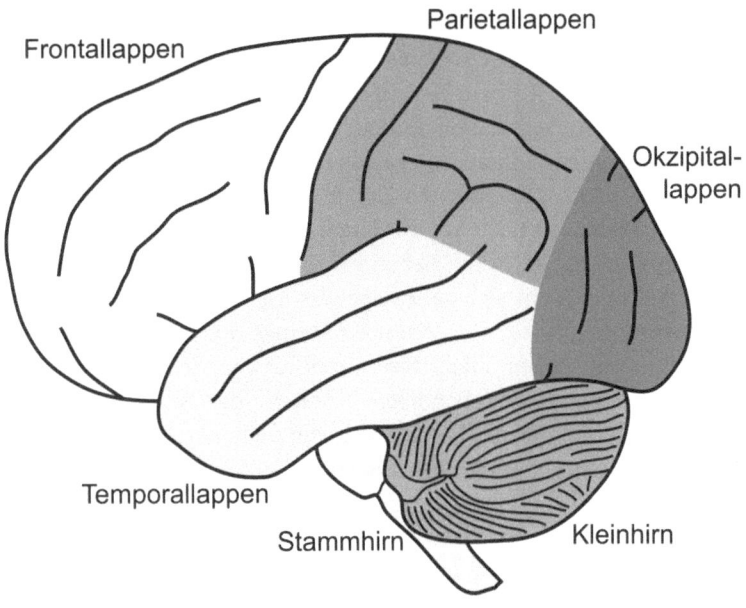

Darstellung 3: Die Gehirnlappen[6]

Den Gehirnregionen und insbesondere den Lappen des Großhirns können unterschiedliche Funktionen zugeordnet werden. Früher wurde diese Zuordnung primär aus den Folgen einer jeweiligen Schädigung abgeleitet, heutzutage werden diese Erkenntnisse durch bildgebende Verfahren, wie Computer- oder Magnetresonanztomografie, aber auch verschiedene genetische Verfahren ergänzt – sowohl beim Menschen als auch in Tiermodellen. Dabei wird jedoch deutlich, dass, bedingt durch den Aufbau als komplexes Netzwerk aus vielfach miteinander verbundenen Neuronen, die meisten Funktionen des Gehirns nur durch das Zusammenspiel verschiedener Hirnareale möglich sind.

---

6 NEUROtiker, CC BY-SA 3.0, http://creativecommons.org/licenses/by-sa/3.0/, via Wikimedia Commons

2.1.1.2 Neuronen

Nervenzellen werden auch als Neuronen bezeichnet und haben einen charakteristischen Aufbau, welcher in Darstellung 4 skizziert wird. Zwar gibt es Unterschiede im Aufbau der Neuronen, doch die meisten besitzen folgenden Aufbau: Sie bestehen aus einem Zellkörper (Soma) sowie den vielfach vorhandenen Dendriten (*dendron*, altgriechisch für ‚Baum') und dem einfach vorhandenen Axon (ho axōn, altgriechisch für ‚Achse'). Die Dendriten gehen an mehreren Stellen vom Zellkörper ab und bilden ein sich verzweigendes Geflecht, das als Dendritenbaum bezeichnet wird. Das Axon entspringt nur an einer Stelle des Zellkörpers und ist ein langer Nervenzellfortsatz, der der eigentlichen ‚Nervenfaser' entspricht. In vielen Fällen ist das Axon von der sog. Myelinscheide umgeben. Diese wird von den sog. Gliazellen (z. B. Schwann-Zellen) gebildet, einer weiteren Zellform im Nervengewebe, die die Funktionsfähigkeit der Nervenzellen unterstützt. Zwar bildet die Nervenzelle nur ein Axon, das am Axonhügel aus dem Zellkörper entspringt, allerdings kann es Seitenzweige, sog. Kollateralen ausbilden, die sich wiederum verzweigen können.

Von den Dendriten und dem Zellkörper werden sowohl erregende als auch hemmende Signale aufgenommen. Über das Axon kann das Signal, als Aktionspotenzial, weitergeleitet werden. Das Ziel dieser Weiterleitung können sowohl andere Nerven- als auch Muskel- oder Drüsenzellen sein. Dabei gilt es jedoch zunächst am Axonhügel einen (zell-)spezifischen Schwellenwert zu überschreiten – erst dann wird ein Aktionspotenzial erzeugt. Dieser Mechanismus wird als ‚Alles-oder-Nichts-Gesetz' bezeichnet.[7]

---

[7] Vgl.*Schmidt, R. F./Schaible, H.-G./Birbaumer, N.-P.*, Neuro- und Sinnesphysiologie, 2006, S. 5–7.

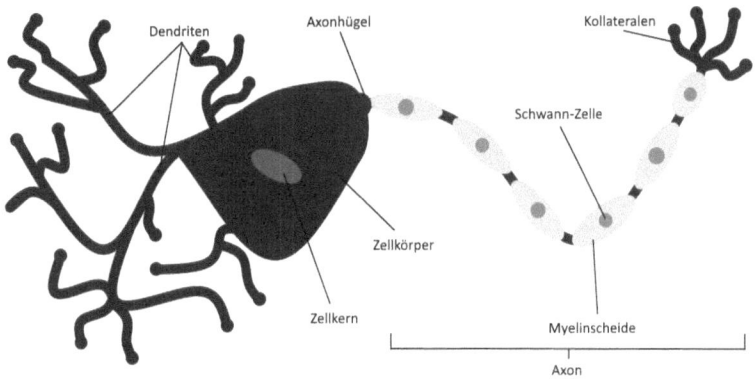

Darstellung 4: Schematische Darstellung eines Neurons

2.1.1.3 Synapsen

Für die Funktion der Nervenzellen ist es grundlegend, dass sie untereinander kommunizieren können. Dazu nutzen die meisten Neuronen Synapsen. Über diese Synapsen werden Nervenimpulse von einem Neuron auf ein anderes, oder auf andere Zielzellen (z. B. Muskel- oder Drüsenzellen) übertragen. Sie können ihren elektrischen Nervenimpuls entweder direkt elektrisch übertragen durch eine direkte elektrische Kopplung zwischen Nervenzellen oder auf indirektem Wege durch chemische Synapsen. Letzteres stellt beim Menschen die Regel dar. Dabei führt der (elektrische) Impuls, der über das Axon in die Präsynapse gelangt, zur Freisetzung eines Neurotransmitters. Dieser diffundiert dann durch den synaptischen Spalt, zur Postsynapse der nächsten Nervenzellen. Dort kann er an die entsprechenden Transmitterrezeptoren binden, welche dann wiederum eine Potenzialänderung bewirken, so dass in der so aktivierten Nervenzelle ebenfalls ein elektrischer Impuls entstehen kann.[8;9]

Anders jedoch als der elektrische Impuls am Axon, der nur beim Überschreiten des Schwellenwertes am Axonhügel (Alles-oder-Nichts-

---

8 Vgl.*Huggenberger, S.* u. a., Neuroanatomie des Menschen, 2019, S. 6 f.
9 Vgl.*Beck, H./Anastasiadou, S./Meyer zu Reckendorf, C.*, Faszinierendes Gehirn, 2018, S. 111.

Gesetz) ausgelöst wird, kann der Neurotransmitter an der Zielnervenzelle sowohl eine Depolarisation als auch eine Hyperpolarisation auslösen. Zusammengefasst lässt sich sagen, dass Neurotransmitter auf die Zielzellen aktivierend oder hemmend wirken.

In Darstellung 5 ist in einer vereinfachten Form der Aufbau einer Synapse illustriert. Aus der präsynaptischen Zelle werden die Neurotransmitter ausgeschüttet, in dem die entsprechenden Vesikel mit der Zellmembran verschmelzen und so ihren Inhalt in den synaptischen Spalt diffundieren lassen. Dort diffundiert der Neurotransmitter so lange, bis er an einen passenden Rezeptor auf der Gegenseite (der Postsynapse) bindet oder in die Präsynapse rückaufgenommen wird.

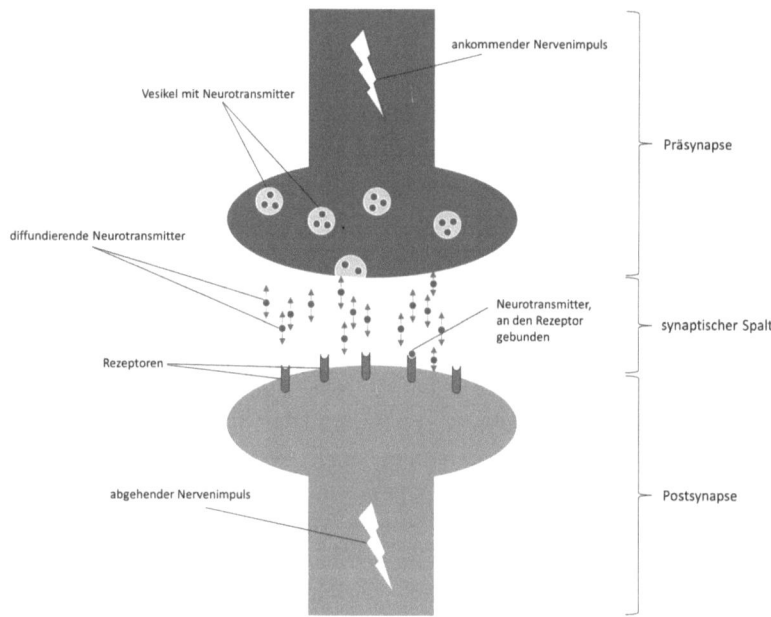

Darstellung 5: Schematische Darstellung einer chemischen Synapse

2.1.1.4 Neurotransmitter

Neurotransmitter dienen dazu, Erregungen von einer Nervenzelle zur nächsten zu übertragen. Ihre Funktion lässt sich vereinfacht wie folgt beschreiben: Als Botenstoffe werden sie von einer Nervenzelle produziert und, bei ausreichender Erregung der jeweiligen Nervenzelle, in den synaptischen Spalt abgegeben. Von dort können sie an den jeweils spezifischen Rezeptor der Gegenseite binden und „entweder eine elektrische Aktivierung oder Hemmung der neuronalen Aktivität"[10] auslösen. Dabei ist die Frage der Aktivierung oder Hemmung nicht abhängig vom Neurotransmitter selbst, sondern vom jeweiligen Rezeptor der Synapse. Das heißt, ein Neurotransmitter kann an der einen Synapse aktivierend und an einer anderen hemmend wirken. Neurotransmitter und Synapse arbeiten dabei nach dem ‚Schlüssel-Schloss-Prinzip', d. h., ein Neurotransmitter bindet nicht an jeden Rezeptor bzw. jedes Rezeptorprotein sondern nur an spezifische, so wie ein Schlüssel auch nur in die zugehörigen Schlösser passt.

Dabei ist das System der Neurotransmitter nicht auf das ZNS beschränkt. Vielmehr sind diverse Transmitter auch in der Peripherie zu finden, wie zum Beispiel Serotonin, welches in großem Umfang auch im Magen-Darm-Trakt vorhanden ist. Im Folgenden wird jedoch nur das ZNS betrachtet und ein in Tabelle 1 ein zusammenfassender Überblick über die bedeutendsten Neurotransmitter und deren Systeme gegeben.

---

10 *Lehrner, J.*, Klinische Neuropsychologie, 2006, S. 114.

2. Stand der Forschung

Neurotransmittersystem	zugehörige Strukturen	Funktion
Dopaminerges System (Dopamin)	Projiziert aus dem Mittelhirn (Mesencephalon) vorwiegend ins Telencephalon (Endhirn). Dabei sind drei grundlegende Bahnen zu unterscheiden: nigrostriatale Bahnen: aus der Substantia nigra über die nigrostriatalen Bahnen in das Striatum mesotelencephales dopaminerges Belohnungssystem: endet hauptsachlich am Nucleus accumbens mesolimbisches Bahnensystem: endet an verschiedenen Strukturen des limbischen Systems (z. B. am Hippocampus)	Motorik, Belohnung (Euphorisierung durch Aktivierung des Nucleus accumbens) – z. B. auch bei Verstärkungslernen, Prolaktinausschüttung
Noradrenerges System (Noradrenalin)	Projiziert aus der mittleren Partie des Hirnstamms (Pons. Locus caeruleus) in diverse Regionen des Zwischen- und Endhirns (u. a. in Teile des limbischen Systems)	Aktivierung, Angst, vegetative Prozesse
Serotonerges System (Serotonin)	Projizieren aus dem unteren Hirnstamm (Medulla oblongata) in das Endhirn und Rückenmark.	Schlaf, Angst, Stimmung, Impulskontrolle, Schmerzhemmung
GABAerges System (GABA)	Nervenzellen des GABAergen Systems befinden sich in großen Mengen im Gehirn und Rückenmark	Sedierung, Anxiolyse
Glutamaterges System (Glutamat)	Exzitatorische Bahnen befinden sich im Hippocampus und Neokortex	Aktivierung, Lernen, Gedächtnis
Cholinerges System (Azetylcholin)	Projiziert aus dem Vorderhirn in verschiedene Teile des Kortex (u. a. den Hippocampus)	Gedächtnis, Schlaf, vegetative Prozesse

Tabelle 1: Neurotransmitter im zentralen Nervensystem[11;12]

---

11 In Anlehnung an:*Wittchen, H.-U.*, Klinische Psychologie & Psychotherapie, 2011, S. 227–233.
12 In Anlehnung an:*Lehrner, J.*, Klinische Neuropsychologie, 2006, S. 115.

2.1.2 Emotionsregulation im Gehirn – das limbische System

Paul McLean, ein amerikanischer Physiologe etablierte den Begriff „limbisches System"[13] und bereits zuvor hatte der US-amerikanische Neurologe James Papez die Existenz eines Emotionssystems postuliert, das als Papez-Kreis bezeichnet wird, in dem primär die Aktivität des cingulären Kortex das emotionale Erleben bestimmt.[14] Die Vorstellung des limbischen Systems als eigenständiges System zur Emotionsregulation hielt sich über viele Jahrzehnte und ist auch heute noch verbreitet. Bears et. al bemerken hierzu jedoch, dass „[w]enn man bedenkt, wie groß die Bandbreite unserer Emotionen ist und dass mit einer jeden verschiedene Hirnaktivitäten einhergehen, wenig dafür [spricht], dass nur ein einzelnes System – anstelle mehrerer Systeme – daran beteiligt ist. Umgekehrt gibt es stichhaltige Belege dafür, dass einige an Emotionen beteiligte Strukturen auch noch andere Funktionen haben. Es gibt daher keine Eins-zu-eins-Beziehung zwischen Struktur und Funktion. Obwohl der Begriff ‚limbisches System' nach wie vor gebräuchlich ist, stellt sich die Frage, ob es sinnvoll ist, ein einzelnes, separates System der Emotionsverarbeitung zu definieren".[15]

Im Folgenden werden daher die bedeutendsten Strukturen beschrieben, die an der Emotionsregulation beteiligt sind. Dabei soll nicht der Eindruck vermittelt werden, dass es sich um ein geschlossenes System handelt. Vielmehr ist auch hier, wie nahezu im gesamten Nervensystem, ein komplexes Netzwerk aus wechselwirkenden Systemen als grundlegend für die Funktion zu betrachten. Ist in dieser Arbeit vom *limbischen System* die Rede, so sind damit die miteinander vernetzten Strukturen gemeint, die dem limbischen System zugesprochen werden, da sie der Emotionsentstehung, -wahrnehmung und -regulation dienen. Zugleich ist dieses System nicht geschlossen, sondern auch mit anderen Strukturen des Nervensystems verbunden.

Eine genaue Definition des limbischen Systems fällt aufgrund der zahlreichen Verknüpfungen und der o. g. Problematik bzgl. *eines* Systems schwer. In einer engen Sichtweise zählen die Amygdala, der

---

[13] Vgl.*Bear, M. F.* u. a., Neurowissenschaften, 2018, S. 673.
[14] Vgl.*Bear, M. F.* u. a., Neurowissenschaften, 2018, S. 670 f.
[15] *Bear, M. F.* u. a., Neurowissenschaften, 2018, S. 673.

Hippocampus und der Gyrus cinguli dazu. In einer erweiterten Sichtweise werden noch Teile des Thalamus, des Hypothalamus sowie die Verbindungen untereinander und zum orbitalen präfrontalen Kortex, zum Temporalpol und zur vorderen Inselregion einbezogen.[16] Letztere, weiter gefasste Sichtweise erscheint sinnvoller, da sie der komplexen Struktur und der zuvor erwähnten Tatsache, dass es sich mitnichten um ein geschlossenes System handelt, eher entspricht. Im Folgenden werden die einzelnen Strukturen näher erläutert, um einen kurzen Gesamtüberblick zu bieten.

2.1.2.1 Thalamus

Der Thalamus liegt im Zentrum des Zwischenhirns. Er ist keine homogene Struktur, sondern besteht aus Einzelkernen, die eng miteinander verbunden sind, obwohl sie unterschiedliche Funktionen erfüllen. Die Nervenbahnen der sensorischen und der sensiblen Wahrnehmung werden im Thalamus bzw. seinen Kernen auf andere Nervenzellen verschaltet, über die sie das Großhirn erreichen. Dem Thalamus wird daher eine Filterfunktion zugesprochen. Hierbei geht es darum, welche (Sinnes-)Informationen aktuell bedeutend sind und zur Bewusstwerdung an das Großhirn weitergeleitet werden müssen. Ausgenommen von dieser Filterfunktion sind die olfaktorischen Bahnen, die zur Riechrinde an der Basis des Frontallappens ziehen. Um bewusst wahrgenommen zu werden, müssen aber auch diese Informationen über den Thalamus an den orbitofrontalen Kortex in der Großhirnrinde geleitet werden.[17]

Der Thalamus bzw. die spezifischen und die unspezifischen Thalamuskerne sind jedoch nicht nur mit der Umschaltung oder der Filterung eingehender Sinnesreize betraut, sondern „vielmehr finden in ihm [dem Thalamus] zahlreiche Integrationsvorgänge sowohl für sensible als auch für motorische Impulse statt".[18] Außerdem „erfahren diese Impulse, auch wenn sie uns noch nicht bewusst sind, auf Thalamusebene bereits eine integratorische Verarbeitung".[19] Höchstwahrschein-

---

16 Vgl.*Birbaumer, N.-P./Schmidt, R. F.*, Biologische Psychologie, 2018, S. 79.
17 Vgl.*Trepel, M.*, Neuroanatomie, 2001, S. 162 f.
18 *Trepel, M.*, Neuroanatomie, 2001, S. 163.
19 *Trepel, M.*, Neuroanatomie, 2001, S. 164.

lich dient dies dem Schutz vor einer Reizüberflutung des Kortex. Zugleich macht dies deutlich, welche zentrale Bedeutung dem Thalamus zukommt, wenn es darum geht, zu entscheiden, welche Sinnesreize der Mensch bewusst wahrnimmt und welchen Stellenwert sie haben.

Die Komplexität des Netzwerks, in das der Thalamus eingebunden ist, der selbst nur ein Teil des limbischen Systems ist, verdeutlicht den oben erläuterten Punkt, dass das limbische System kein geschlossenes Konstrukt ist, sondern aus mehreren Strukturen besteht. Diese sind zwar untereinander verbunden, aber darüber hinaus auch mit anderen Strukturen des Nervensystems verknüpft.

2.1.2.2 Amygdala

Die Amygdala ist paarig angelegt (Plural: Amygdalae) und liegt jeweils im Temporallappen. Ebenso wie der Thalamus besteht sie aus verschiedenen Kernen, die ein umfangreiches Netzwerk mit corticalen und subcorticalen Strukturen bilden. Mit dem Aufkommen dieser Erkenntnis entwickelten die Neuroanatomen Alheid und Heimer das Konzept der erweiterten Amygdala[20], deren Kerne eng miteinander verbunden sind und auch Verbindungen zu limbischen Arealen, anderen limbischen subcorticalen Hirnstrukturen sowie zum Thalamus und Hirnstamm unterhalten.[21]

In Darstellung 6 sind die Beziehungen der Amygdala zu anderen Strukturen und die damit verbundenen Funktionen schematisch dargestellt. Die Abbildung verdeutlicht, wie komplex der Einfluss der Amygdala ist und von wie vielen verschiedenen Arealen sie selbst beeinflusst wird.

---

20 Vgl.*Roth, G./Heinz, A./Walter, H.*, Psychoneurowissenschaften, 2020, S. 29.
21 Vgl.*Roth, G./Heinz, A./Walter, H.*, Psychoneurowissenschaften, 2020, S. 30.

2. Stand der Forschung

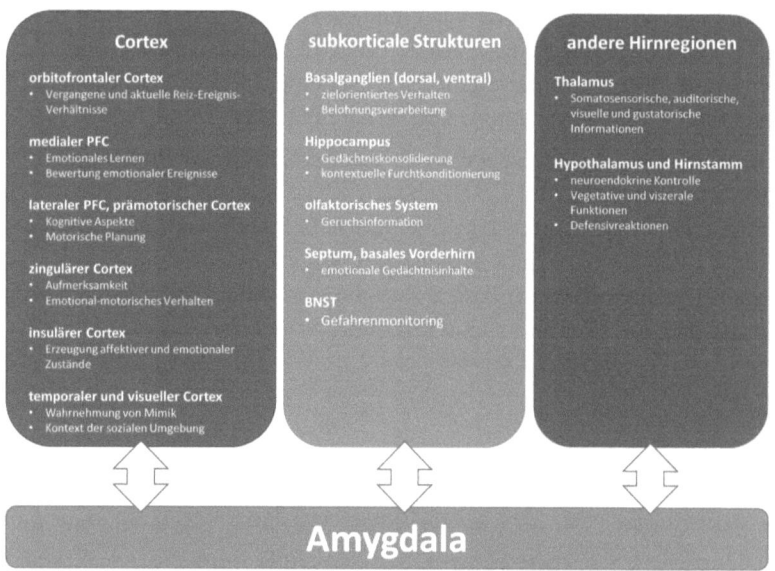

Darstellung 6: Die funktionellen Beziehungen der Amygdala[22]

Die Amygdala hat einen „modulierenden Einfluss auf die vegetativen Zentren des Hypothalamus (Nahrungsaufnahme, Hormonsekretion, Kreislaufregulation u.a.)"[23] und ist zentral an der Steuerung von Flucht-, Angst- und anderen emotionalen Reaktionen (z. B. Lachen oder Weinen) beteiligt. „Einfach formuliert übernehmen die Amygdalae die Funktion eines Feuermelders oder Frühwarnsystems, das über die vegetative Alarmaktivierung evolutionär vorgeprägte Reaktionsmuster zur Bewältigung der Alarmsituation zur Verfügung stellt (fight, flight, freeze)."[24] Dabei müssen die jeweiligen Reize nicht bewusst werden, sondern können auch unterhalb der Schwelle für die bewusste Wahrnehmung liegen und trotzdem zu einer Alarmreaktion führen.[25]

---

22 In Anlehnung an *Roth, G./Heinz, A./Walter, H.*, Psychoneurowissenschaften, 2020, S. 22.
23 Vgl. *Trepel, M.*, Neuroanatomie, 2001, S. 196.
24 *Schiepek, G.*, Neurobiologie der Psychotherapie, 2011, S. 453.
25 Vgl. *Schiepek, G.*, Neurobiologie der Psychotherapie, 2011, S. 453.

Die Funktion der Amygdala zur Verarbeitung bedrohlicher Signale wird in Darstellung 7 gezeigt, zusammen mit einer vereinfachten Darstellung des daran beteiligten neuronalen Netzwerkes.

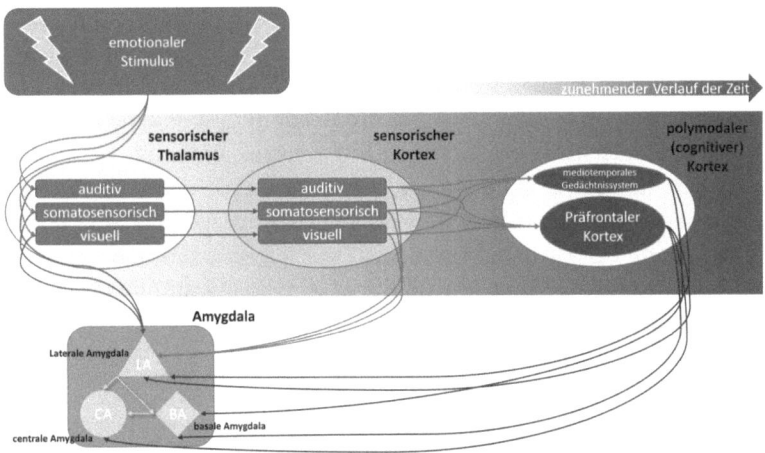

Darstellung 7: Schematische Darstellung der Verarbeitung von Sinnesinformationen in der Amygdala. Die ersten, basalen Informationen kommen aus dem Thalamus. Erst später kommen die komplexeren Informationen aus den sinnesverarbeitenden Arealen des Kortex[26]

Die Darstellung und die weitere Erläuterung der Funktion basieren auf den Schilderungen Grawes in seinem Werk „Neuropsychotherapie"[27]. Ein plötzlich auftretendes Gefahrensignal (externer Stimulus, z. B. ein Knall, eine plötzliche Bewegung etc.) wird zunächst von den Sinnesorganen zum sensorischen Thalamus geleitet und gelangt von dort aus direkt zum lateralen Teil der Amygdala. Somit kann diese schnell eines der vorgeprägten Reaktionsmuster (fight, flight, freeze) initiieren, bevor der Mensch darüber nachdenken kann. Zwar werden die Informationen über den externen Stimulus vom Thalamus aus auch zum sensorischen Kortex weitergeleitet. Dort kann eine erste eingehende

---

26 In Anlehnung an *Grawe, K.*, Neuropsychotherapie, 2004, S. 91.
27 Vgl.*Grawe, K.*, Neuropsychotherapie, 2004, S. 90–92.

und bewusste Bearbeitung stattfinden, doch dieser Prozess benötigt deutlich mehr Zeit. So lässt sich erklären, warum wir Menschen z. B. in einer Schreckreaktion zusammenzucken, unser Herz plötzlich rast und wir vielleicht die Luft anhalten und erst dann realisieren, was uns eigentlich erschreckt hat. Wenn plötzlich die Tür knallt, dann zuckt man zusammen und Adrenalin wird ausgeschüttet, noch bevor der sensorische Kortex und weitere Kortexareale alle Informationen kognitiv zusammentragen und so bewerten können, dass eine rationale Reaktion eingeleitet werden kann. Ein Beispiel dafür ist, wenn wir feststellen, dass niemand anwesend ist und es zugleich windig ist, weshalb es wohl der Wind war, der die Tür zugeschlagen hat und damit keine Gefahr besteht. Das System ist folglich so aufgebaut, dass die Amygdala zunächst schnelle Reaktionen einleiten kann, um kein Risiko einzugehen, denn der Kortex braucht im Vergleich zur Amygdala länger, um eine möglichst rationale Einschätzung und Entscheidung vorzunehmen.

„Zu den Reizen, auf die die Amygdala von Natur aus besonders stark reagiert, gehören ängstliche, wütende und ärgerliche Gesichter (Breiter et al., 1996; Morris et al., 1996). Das gilt sogar dann, wenn diese Gesichter nicht bewusst wahrgenommen werden (Morris, Öhmann & Dolan, 1999; Whalen et. al., 1998). [...] Wir können auf Grund dieser Befunde sicher sein, dass in einer Psychotherapie die Amygdala des Patienten auf jedes kleine Zeichen von Ärger in der Mimik des Therapeuten reagiert, auch wenn dieser Gesichtsausdruck nur sehr kurz war und vom Patienten gar nicht bewusst registriert wurde."[28]

Hier ergibt sich ein wesentlicher Hinweis darauf, warum manche Reize eine Reaktion auslösen, ohne dass die betroffene Person in der Lage wäre, die Reaktion dem konkreten Auslösereiz zuzuordnen. Es ist zu vermuten, dass dies einer der Mechanismen ist, der zu kognitiven Verzerrungen führt. Ist jemandem der auslösende Reiz nicht bewusst, aber erfolgt dennoch eine entsprechend starke Reaktion, steigt die Wahrscheinlichkeit, dass psychologische Prozesse dazu führen, dass eine passende Erklärung zurechtgelegt wird.

---

28 *Grawe, K.*, Neuropsychotherapie, 2004, S. 93.

Darüber hinaus ist die Amygdala nicht nur für emotionale Reaktionsmuster relevant, sondern spielt eine grundlegende Rolle bei der „Speicherung emotional betonter Gedächtnisinhalte".[29]

2.1.2.3 Hypothalamus

Der Hypothalamus liegt im Diencephalon direkt über der Hypophyse und unter dem Thalamus – was seine Namensgebung erklärt. Er ist die zentrale Schaltstelle für das vegetative Nervensystem und reguliert damit essenzielle Funktionen wie die Nahrungs- und die Wasseraufnahme, den Schlaf, die zirkadiane Rhythmik sowie den Blutdruck und die Temperatur. Auch das Sexualverhalten wird über den Hypothalamus mitgeregelt. Zusammen mit der Hypophyse und der Nebennierenrinde reguliert der Hypothalamus die Produktion und die Freisetzung von Kortikosteroiden. Zusammenfassend lässt sich sagen, dass er der Erhaltung der Homöostase dient.[30]

Aufgebaut ist er aus über dreißig Kernen[31], von denen „die meisten [...] efferent mit vegetativen Zentren im Hirnstamm und Rückenmark [...] verbunden"[32] sind. Darüber hinaus sind die Kerne vielfach untereinander verbunden und erhalten Afferenzen aus dem gesamten ZNS – insbesondere „auch aus dem Großhirnkortex und dem limbischen System, was die Beeinflussung vegetativer Parameter durch psychische Vorgänge verständlich macht"[33]. Diese Erkenntnisse bilden eine wesentliche Grundlage, für die von Antonio Damasio postulierte Hypothese der somatischen Marker[34] (siehe Kapitel 2.1.3.6).

2.1.2.4 Hippocampus

Der größte Teil des Hippocampus (Hippocampus proprius/Cornu ammonis) liegt im Schläfenlappen. Zusammen mit dem Subiculum und dem Gyrus dentatus bildet er die Hippocampusformation (Formatio

---

29 *Trepel, M.*, Neuroanatomie, 2001, S. 196.
30 Vgl.*Wittchen, H.-U.*, Klinische Psychologie & Psychotherapie, 2011, S. 200.
31 *Schiepek, G.*, Neurobiologie der Psychotherapie, 2011, S. 119vgl.
32 *Trepel, M.*, Neuroanatomie, 2001, S. 169.
33 *Trepel, M.*, Neuroanatomie, 2001, S. 169 f.
34 Vgl.*Karnath, H.-O./Thier, P.*, Kognitive Neurowissenschaften, 2012, S. 603 f.

hippocampi).[35] Auch der Hippocampus liegt paarig vor und beide Hippocampi sind über Kommissuren eng verbunden.[36] Über den sog. Tractus perforans werden Informationen aus der Amygdala und dem Neokortex zum Hippocampus übertragen. Die Hauptfunktion besteht in der Konvertierung vom Kurzzeit- in das Langzeitgedächtnis. Dabei ist der Hippocampus aber nicht das Langzeitgedächtnis, sondern lediglich für dessen Bildung essenziell. „Daher führen Läsionen des Hippocampus (beidseitig) zu einer anterograden Amnesie (also für Geschehnisse nach der Läsion). Bereits konsolidierte Gedächtnisinhalte sind von derartigen Läsionen jedoch nicht betroffen."[37] Dabei ist das Nervenzellgeflecht so aufgebaut, dass es eine „multisensorische Information zu einer ganzheitlichen Beziehungsstruktur zusammenfasst".[38] So werden verschiedene Sinneseindrücke nicht nur sinnvoll zueinander in Beziehung gesetzt, sondern auch räumlich und zeitlich geordnet. Außerdem gleicht der Hippocampus ab, ob ein Lerninhalt neu oder bereits bekannt ist und priorisiert dabei grundsätzlich neue vor bekannten Inhalten. Die Hippocampusformation (Hippocampus, Subiculum und Gyrus dentatus) ist demzufolge auch am deklarativen Lernen beteiligt und v. a. für die Koordination und die Integration von Lernprozessen verantwortlich.[39]

2.1.2.5 Gyrus cinguli

Der Gyrus cinguli verläuft oberhalb des Balkens (Corpus callosum), dessen Nervenfasern beide Großhirnhemisphären miteinander verbinden[40]. Seine Funktion besteht hauptsächlich in der vegetativen Modulation, also der Beeinflussung vegetativer Parameter, sowie der Nahrungsaufnahme und darüber hinaus in der Regulation des psycho- und des lokomotorischen Antriebs. Die Beeinflussung der vegetativen Parameter ist v. a. durch die Verbindungen mit dem Hypothalamus erklärbar, wohingegen der psycho- und der lokomotorische Antrieb

---

35 Vgl.*Huggenberger, S.* u. a., Neuroanatomie des Menschen, 2019, S. 153.
36 Vgl.*Birbaumer, N.-P./Schmidt, R. F.*, Biologische Psychologie, 2018, S. 84.
37 *Huggenberger, S.* u. a., Neuroanatomie des Menschen, 2019, S. 157.
38 *Birbaumer, N.-P./Schmidt, R. F.*, Biologische Psychologie, 2018, S. 85.
39 Vgl.*Lehrner, J.*, Klinische Neuropsychologie, 2006, S. 516.
40 Vgl.*Trepel, M.*, Neuroanatomie, 2001, S. 183.

insbesondere durch Verbindungen innerhalb des limbischen Systems und durch solche zum Assoziationskortex und zum Striatum erklärt werden können.[41]

2.1.2.6 Orbitofrontaler Kortex

Der orbitofrontale Kortex liegt im Bereich der ventralen Oberfläche des Frontallappens. Dabei handelt es sich um einen großen und uneinheitlichen Bereich, welcher v. a. an Emotionen und exekutiven Funktionen beteiligt ist.[42]

Der orbitofrontale Kortex verfügt über eine Vielzahl von Verbindungen zu anderen Zentren des limbischen Systems. Insbesondere zum präfrontalen Kortex, der Amygdala, dem Hippocampus, dem Hypothalamus, dem ventralen Striatum, Kernen des Thalamus und weiteren Strukturen, die sowohl mit dem Gedächtnis als auch den sensorischen Wahrnehmungen betraut sind. Damit bildet er eine Art Schnittstelle zwischen sensorischen Wahrnehmungen, Emotionen und Gedanken. Nach aktuellem Stand der Forschung ist er dafür verantwortlich, Vorhersagen über die wahrscheinlichen Folgen von Handlungen zu ermöglichen – basierend auf den Informationen, die er in seiner Schnittstellenfunktion verarbeitet. Dabei bezieht er insbesondere die Wahrscheinlichkeit für Belohnungen und soziale Folgen mit ein.[43;44]

2.1.2.7 Insula

Die Insula liegt zwischen dem Temporal- und Parietallappen, im Sulcus lateralis.[45] Sie ist über bidirektionale Verbindungen mit einer Vielzahl von Regionen im Gehirn vernetzt. Unter anderem bestehen Verbindungen zu:[46]

---

41 Vgl.*Trepel, M.*, Neuroanatomie, 2001, S. 200.
42 Vgl.*Rudebeck, P. H./Rich, E. L.*, Orbitofrontal cortex, 2018, R1083.
43 Vgl.*Roth, G./Heinz, A./Walter, H.*, Psychoneurowissenschaften, 2020, S. 44–46.
44 *Rudebeck, P. H./Rich, E. L.*, Orbitofrontal cortex, 2018.
45 Vgl.*Bear, M. F. u. a.*, Neurowissenschaften, 2018, S. 766.
46 Vgl.*Gasquoine, P. G.*, Contributions of the insula to cognition and emotion, 2014, S. 79.

- dem orbitofrontalen Kortex
- dem anterioren cingulären Kortex
- dem primären und sekundären sensomotorischen Kortex
- dem Thalamus
- der Amygdala
- dem Globus Pallidus

Die Insula lässt sich in verschiedene Regionen einteilen, jedoch gibt es aktuell keinen wissenschaftlichen Konsens über diese Einteilung – sie variiert von der Unterteilung in einen anterioren und einen posterioren Anteil bis hin zu 13 verschiedenen Anteilen.[47;48] Bezüglich der Funktion wird sie aktuell als der Bereich in der Großhirnrinde angesehen, der primär für die Aufnahme sensorischer Informationen aus dem inneren Milieu und Veränderungen in der Aktivität des autonomen Nervensystems zuständig ist.[49]

Bei der Verarbeitung von Emotionen, insbesondere der empathischen Wahrnehmung, kommt der anterioren Inselregion, in Verbindung mit der Amygdala, dem ventralen Striatum, dem präfrontalen Kortex und dem anterioren zingulären Cortex eine wichtige Bedeutung zu. So konnte gezeigt werden, dass dieses Netzwerk für die Wahrnehmung und das Nachempfinden von Schmerzen Anderer zuständig ist.[50]

2.1.2.8 Basalganglien

Die Basalganglien sind ein System aus verschiedenen Kerngebieten. Dazu zählen:[51;52]

- Das Striatum (Corpus striatum), bestehend aus dem Nucleus caudatus und dem Putamen

---

47 Vgl.*Gasquoine, P. G.*, Contributions of the insula to cognition and emotion, 2014, S. 84.
48 Vgl.*Uddin, L. Q. u. a.*, Structure and Function of the Human Insula, 2017, S. 300.
49 Vgl.*Gasquoine, P. G.*, Contributions of the insula to cognition and emotion, 2014, S. 84.
50 Vgl.*Roth, G./Heinz, A./Walter, H.*, Psychoneurowissenschaften, 2020, S. 52.
51 Vgl.*Schmidt, R. F./Schaible, H.-G./Birbaumer, N.-P.*, Neuro- und Sinnesphysiologie, 2006, S. 117.
52 Vgl.*Huggenberger, S. u. a.*, Neuroanatomie des Menschen, 2019, S. 100.

- Das Pallidum mit seinem inneren (Globus pallidus medialis) und seinem äußeren Teil (Globus pallidus lateralis)
- Nucleus subthalamicus
- Substantia nigra, mit den beiden Teilen pars compacta und pars reticulanta

Diese Gruppe subkortikal gelegener Kerngebiete steht nicht nur untereinander in enger Verbindung, sondern auch mit dem Thalamus und der Hirnrinde.[53]

Die Basalganglien sind sowohl an der Steuerung von Motorik (Extremitäten- und Augenmotorik) als auch an der Verarbeitung und Bewertung von sensorischen Informationen beteiligt. Darüber hinaus kommt ihnen eine grundlegende Rolle zu, wenn es darum geht, das jeweilige Verhalten an den emotionalen und den motivationalen Kontext anzupassen.[54] Insbesondere diese zentrale Funktion bei der Anpassung von Verhalten an den emotionalen und motivationalen Kontext, ist für Therapie- und Coachingprozesse relevant.

2.1.3 Neuropsychologische Grundlagen

Aus der Betrachtung neuroanatomischer Strukturen und ihrer wechselseitigen Vernetzung lassen sich erste Hinweise auf die Relevanz verschiedener Strukturen für das menschliche Denken, Handeln und Fühlen ableiten. Zusätzlich bedarf es einer weiteren Dimension, nämlich der neuropsychologischen – also der Verbindung aus (funktionaler) Neuroanatomie und Erkenntnissen der Psychologie. Hierzu werden im Folgenden psychologische und v. a. neuropsychologische Grundlagen und Theorien dargestellt.

2.1.3.1 Motivation und Handlung

Vereinfacht lässt sich sagen, dass Motivation das Entstehen und das Wirken von Motiven meint, die das Verhalten einer Person im Sinne

---

53 Vgl.*Huggenberger, S. u. a.*, Neuroanatomie des Menschen, 2019, S. 100.
54 Vgl.*Schmidt, R. F./Schaible, H.-G./Birbaumer, N.-P.*, Neuro- und Sinnesphysiologie, 2006, S. 117.

dieser Motive oder dieses Motivs beeinflussen. Neben unterschiedlichen psychologischen Definitionen und Erklärungen für Motivation gibt es aus neurowissenschaftlicher Perspektive eine pragmatisch anmutende. So schlagen Bear et al. vor, man könne „sich Motivation als eine Art Triebkraft für Verhalten vorstellen, analog zu der treibenden Kraft, die Natriumionen dazu veranlasst, die Nervenmembranen zu durchqueren (vielleicht eine seltsame Analogie, aber nicht für einen neurowissenschaftlichen Text)".[55] Zur Entstehung von Motivation gibt es psychologische Erklärungsmodelle, von denen einige durch neue Erkenntnisse der Neurowissenschaften mittlerweile widerlegt oder zumindest stark in Frage gestellt worden sind. Andererseits ist der heutige Stand der Hirnforschung noch nicht so weit, dass das komplexe Entstehen verschiedener Motive vollständig erklärbar wäre.[56] Vielmehr gibt es Bereiche, die bereits gut erforscht sind, z. B. die Motivation zur Deckung von Grundbedürfnissen wie Essen, Trinken oder Sexualität. Dagegen sind die komplexeren und weniger von direkten Grundbedürfnissen geleiteten Motive in ihrer Entstehung noch nicht ausreichend verstanden worden. Dennoch lassen sich relevante Erkenntnisse im aktuellen Wissensstand finden.

Grundsätzlich ist aus der psychologischen Motivationsforschung bekannt, dass Menschen danach streben, Ereignisse, die unangenehme (aversive) Gefühle auslösen können, zu vermeiden und solche herbeizuführen, die positive (appetitive) Gefühle erzeugen. Dies nennt sich Affektoptimierung.[57] Dafür bedarf es einer entsprechenden Koordination und Steuerung des individuellen Verhaltens. Die Bewertung darüber, ob bestimmte Ereignisse oder Handlungen aversive oder appetitive Konsequenzen haben werden, erfolgt i. d. R. sowohl unbewusst als auch bewusst.

Das limbische System übernimmt dabei als Erstes die unbewusste Klassifizierung aller Erfahrungen in aversiv oder appetitiv. Als Ergebnis dieser Bewertung entsteht eine erste Motivation, die eine Vermeidung oder eine Wiederholung begünstigt. Über die Amygdala und die laterale Habenula werden v. a. negative bzw. aversive Reize verarbeitet

---

55 *Bear, M. F.* u. a., Neurowissenschaften, 2018, S. 592.
56 Vgl.*Bear, M. F.* u. a., Neurowissenschaften, 2018, S. 592.
57 Vgl.*Müsseler, J./Rieger, M.*, Allgemeine Psychologie, 2017, S. 224 f.

und weitergeleitet, wohingegen der Nucleus accumbens, das ventrale tegmentale Areal (VTA) und der serotonerge dorsale Raphekern meist positive bzw. appetitive Reize verarbeiten und das entsprechende Belohnungssystem aktivieren.

Nachfolgend kann es zu einem bewussten Abwägen und Entscheiden kommen. Die bewusste Entscheidung darüber, was wir wollen, also welchem Motiv wir folgen und welches Ziel wir damit erreichen wollen, wird primär „durch kognitive und limbische Bereiche unserer Großhirnrinde"[58] getroffen. Der dorso- und der ventrolaterale präfrontale Kortex sind für das Abwägen von Alternativen und Realisierungsmöglichkeiten zuständig.[59]

Ist eine Handlungsentscheidung getroffen, müssen der hintere Scheitellappen und der posteriore parietale Kortex mitwirken, die wiederum das prä-supplementär motorische Areal aktivieren. So kann die Handlung und ihr präziser Ablauf in der jeweiligen räumlichen Umgebung genau geplant werden.[60] Das prä-supplementär motorische Areal ist nicht nur dann aktiv, wenn wir etwas bewusst wollen, sondern auch dann, „wenn wir uns nur vorstellen, wir würden etwas tun, und sogar wenn wir jemandem bei bestimmten anstrengenden Handlungen zusehen."[61] Dies kann als eine Erklärung dafür gesehen werden, warum Visualisierung bzw. Imaginationen, wie z. B. bei in sensu Expositionen in der Verhaltenstherapie, wirksam sind.

2.1.3.2 Lernen

„Lernen ist die grundlegende Voraussetzung für die Anpassung des Organismus an sich ändernde Umweltbedingungen bzw. Anforderungen an das Individuum."[62] Auch wenn sich Coaching, insbesondere das Development-Coaching (vgl. Kapitel 2.2.4), nicht als das klassische Lernen im Sinne der reinen Wissensvermittlung (vgl. Kapitel 3.3.1) versteht, so ist jedes Coaching trotzdem ein Lernprozess. Daher sollen

---

58 Roth, G./Ryba, A., Coaching, Beratung und Gehirn, 2016, S. 218.
59 Vgl.Roth, G./Ryba, A., Coaching, Beratung und Gehirn, 2016, S. 218.
60 Vgl.Roth, G./Ryba, A., Coaching, Beratung und Gehirn, 2016, S. 218.
61 Roth, G./Ryba, A., Coaching, Beratung und Gehirn, 2016, S. 218.
62 Roth, G./Heinz, A./Walter, H., Psychoneurowissenschaften, 2020, S. 342.

im Folgenden zunächst die theoretischen Grundlagen des Lernens betrachtet werden.

2.1.3.2.1 Klassische Konditionierung

Spricht man von Lernen und Verhalten, dann steht zuerst Ivan Petrovič Pavlov (1848–1936) im Fokus. Er war ein russischer Mediziner und Physiologe, dessen berühmte Experimente mit Hunden ihn zu einem der Grundsteinleger der behavioristischen Lerntheorien machten, insbesondere des klassischen Konditionierens. Er fand heraus, dass seine Hunde mehr Speichel absonderten, wenn ihnen ihr Futter gereicht wurde. Kombinierte man über einige Zeit die Fütterung mit einem Glockenton, so zeigten die Hunde nach dieser Lernzeit auch dann einen vermehrten Speichelfluss, wenn nur die Glocke geschlagen wurde. Folglich hatten sie gelernt, dass die Glocke mit der Fütterung assoziiert war. Aus diesen und ähnlichen Versuchen ergab sich das folgende Modell der klassischen Konditionierung:

Ein unkonditionierter Reiz (engl. *unconditioned stimulus,* US) – in diesem Fall das Futter – führt zu einem unkonditionierten Reflex (engl. *unconditioned response,* UR) – bei den Hunden war es der Speichelfluss. Unkonditioniert ist der Reiz deshalb, weil die Tiere es nicht lernen mussten, sondern dies eine biologisch fest verankerte Reiz-Reflex-Abfolge ist. Als die Hunde mit der Zeit lernten, dass der Glockenton mit der Fütterung assoziiert war, wurde aus dem ehemals neutralen Reiz (Glockenton) ein konditionierter, also gelernter Reiz (engl. *conditioned stimulus,* CS), auf den eine konditionierte Reaktion (engl. *conditioned* response, CR), der Speichelfluss, folgte. Diese Form des Lernens war bei verschiedenen Organismen und Menschen zu beobachten und zu beschreiben – es handelt sich demnach um eine weit verbreitete Form des Lernens.[63,64]

Bleibt der unkonditionierte Stimulus (US) aus, führt der konditionierte Reiz (CS) die ersten Male immer noch zu einer konditionierten Reaktion (CR), auch wenn diese schnell weniger stark wird. Bei einem häufigeren Ausbleiben des US bleibt auch die konditionierte Reaktion

---

63 Vgl.*Roth, G./Heinz, A./Walter, H.,* Psychoneurowissenschaften, 2020, S. 342 f.
64 Vgl.*Strobach, T./Wendt, M.,* Allgemeine Psychologie, 2018, S. 23.

aus, was als Extinktion bezeichnet wird. Dabei handelt es sich jedoch nicht um eine vollständige Löschung, sondern nur um eine Schwächung der Verknüpfung zwischen dem Stimulus und der Reaktion. Wird die Konditionierung erneut mit demselben unkonditionierten Reiz und demselben konditionierten Stimulus durchgeführt, so tritt der Lernerfolg schneller ein. Ebenso ist es möglich, dass „nach dem Verstreichen eines gewissen Zeitraums nach Extinktion ohne Reizdarbietung [...] die erneute Präsentation des CS wieder eine (wenn auch vergleichsweise geringe) UR auslöst".[65] Dieses Phänomen wird auch Spontanerholung genannt. Beide Beobachtungen zusammen geben einen Hinweis darauf, dass die einmal gelernte Verknüpfung nicht vollständig verloren geht, sondern neurologische Strukturen diese Information bewahren und schneller wieder verfügbar machen, falls dies erforderlich ist.

2.1.3.2.2 Operante Konditionierung

Legte Pavlov den Grundstein für die Beschreibung der klassischen Konditionierung, so ist Edward Lee Thorndike (1874–1949) der erste Forscher, der die Mechanismen der operanten Konditionierung untersucht und beschrieben hat. Er postulierte das *Gesetz der Erfahrung*, das er aus Verhaltensexperimenten mit Katzen abgeleitet hat. Diese waren in einem Käfig gefangen und konnten sich durch das Betätigen eines Mechanismus daraus befreien und an das bereitgestellte Futter gelangen. Thorndike erkannte, dass die Katzen zunächst zufällig das richtige Verhalten zeigten. Bei den folgenden Wiederholungen bedienten die Tiere den Mechanismus nicht sofort richtig, benötigten jedoch mit jedem Mal etwas weniger Zeit, um das richtige Verhalten zu zeigen, mit dem sie sich befreiten. Daraus schloss Thorndike, dass die Tiere nicht aufgrund einer Erkenntnis darüber, wie genau der Mechanismus funktionierte, handelten, sondern weil die positive Konsequenz (Flucht und Futter) zunehmend mit dem direkt zuvor gezeigten Verhalten assoziiert wurde. Das wiederum erhöhte die Wahrscheinlichkeit für

---

65 *Strobach, T./Wendt, M.*, Allgemeine Psychologie, 2018, S. 24.

das Wiederauftreten des Verhaltens unter denselben oder ähnlichen Reizbedingungen.[66]

Zusammenfassend lässt sich konstatieren, dass von operanter Konditionierung gesprochen werden kann, wenn das Lernen als Folge einer Verhaltenskonsequenz auftritt.[67] Hier kommen auch die Begrifflichkeiten der *Verstärker* sowie der *positiven* und der *negativen Verstärkung* ins Spiel, die im Folgenden erklärt werden.

Ein *Verstärker* ist ein Reiz, der die Verhaltenswahrscheinlichkeit beeinflusst, indem er entweder hinzufügt (*positive Verstärkung*) oder entfernt (*negative Verstärkung*) wird. Belohne ich ein Verhalten, indem ich einen angenehmen Reiz hinzufüge, so handelt es sich um eine *positive Verstärkung*, wohingegen die Belohnung eines Verhaltens durch Wegnahme eines unangenehmen Reizes als *negative Verstärkung* bezeichnet wird. Folglich sind beide Formen der Verstärkung ‚angenehm' im Sinne einer Belohnung. Die *Verstärker* können auch noch im Hinblick auf *primäre* und *sekundäre Verstärker* unterschieden werden. *Primäre Verstärker* sind z. B. Nahrung oder Schmerz, also unkonditionierte Reize, die nicht gelernt werden müssen, wohingegen *sekundäre Verstärker*, wie Geld, erst zu konditionieren sind. So wäre Geld für einen Menschen, der nie davon gehört hat und nie gelernt hat, welchen positiven Effekt der Besitz von Geld auf ihn haben könnte, kein *Verstärker*. Den *Verstärkern* gegenüber stehen *Bestrafungen*. Wird ein unangenehmer Reiz hinzugefügt, so gilt dies als *Bestrafung erster Art*. Wird ein angenehmer Reiz weggenommen, wird dies als *Bestrafung zweiter Art* bezeichnet.[68]

2.1.3.2.3 Lernen am Modell – Beobachtungslernen

Menschen und Tiere können auch dann lernen, wenn sie Handlungen anderer beobachten. Es muss demnach nicht eine eigene Handlung oder eine Reaktion auf einen Reiz erfolgen, damit etwas gelernt werden kann. Diese Form des Lernens spielt in vielen Bereichen des Lebens eine Rolle und wird auch als Nachahmungs-, Imitations- oder

---

66 Vgl.*Strobach, T./Wendt, M.*, Allgemeine Psychologie, 2018, S. 28.
67 Vgl.*Bak, P. M.*, Lernen, Motivation und Emotion, 2019, S. 15.
68 Vgl.*Bak, P. M.*, Lernen, Motivation und Emotion, 2019, S. 15.

soziales Lernen bezeichnet. Es ermöglicht das eigene Verhalten so anzupassen, dass schneller Erfolge erzielt werden und das Auftreten von Fehlern reduziert wird.[69]

Eines der frühen Experimente, bei dem Beobachtungslernen dokumentiert wurde, ist das *Bobo-Doll-Experiment*, das Albert Bandura durchgeführt hat. Dabei wurden Kindern Filme gezeigt, in denen sich eine erwachsene Person aggressiv gegenüber einer Puppe verhielt. Diese Filme endeten auf drei Weisen. Die Person wurde entweder für ihr Verhalten gegenüber der Puppe gelobt, bestraft oder es gab keine Konsequenz. Anschließend wurden die einzelnen Kinder in denselben Raum zur Puppe geführt und das Verhalten ihr gegenüber beobachtet. Dabei zeigte sich, dass die Kinder das zuvor beobachtete Verhalten gegenüber der Puppe nachahmten. Das Ausmaß aggressiven Verhaltens war bei den Gruppen unterschiedlich ausgeprägt. So zeigten die Kinder, die die Bestrafung der beobachteten Person gesehen hatten, ein weniger aggressives Verhalten als jene, die das Lob oder keine Konsequenz beobachtet hatten.[70]

Bereits 1992 beschrieb die Forschergruppe um Giacomo Rizzolatti die Existenz spezifischer Neuronen bei Affen, die nicht nur während einer eigenen Handlung aktiv waren, sondern auch beim Beobachten von Handlungen. „We report here that many of these neurons become active also when the monkey observes specific, meaningful hand movements performed by the experimenters. [...] These findings indicate that premotor neurons can retrieve movements not only on the basis of stimulus characteristics, as previously described, but also on the basis of the meaning of the observed actions."[71] Damit waren erstmals die sog. Spiegelneuronen beschrieben. Darauf basierend entwickelten sich Theorien um deren Bedeutung für das Beobachtungslernen, auch beim Menschen.[72;73;74] Es dauerte jedoch bis 2010, um die Existenz

---

69 Vgl.*Kiesel, A./Koch, I.*, Lernen, 2012, S. 73.
70 Vgl.*Strobach, T./Wendt, M.*, Allgemeine Psychologie, 2018, S. 30.
71 *Di Pellegrino, G.* u. a., Understanding motor events: a neurophysiological study, 1992.
72 Vgl.*Iacoboni, M.*, Neural mechanisms of imitation, 2005.
73 Vgl.*Rizzolatti, G.*, The mirror neuron system and its function in humans, 2005.
74 Vgl.*Shmuelof, L./Zohary, E.*, Watching others' actions: mirror representations in the parietal cortex, 2007.

solcher Spiegelneuronen, die bisher nur bei Affen nachgewiesen worden waren, auch beim Menschen nachzuweisen.[75] So plausibel die Theorie der Spiegelneuronen auch erscheint, so vielfältig ist bisher die Kritik.[76;77] Letztlich kann an dieser Stelle nur festgehalten werden, dass Spiegelneuronen beim Menschen existieren und dass sie bei der Beobachtung des Verhaltens, insbesondere der Motorik, aktiv sind. Damit erscheint es wahrscheinlich, dass sie am Beobachtungslernen beteiligt sind. Zugleich sind sie ein Teil des neurobiologischen Systems, das daran beteiligt ist.

2.1.3.3 Das vier Ebenen Modell nach Strüber und Roth

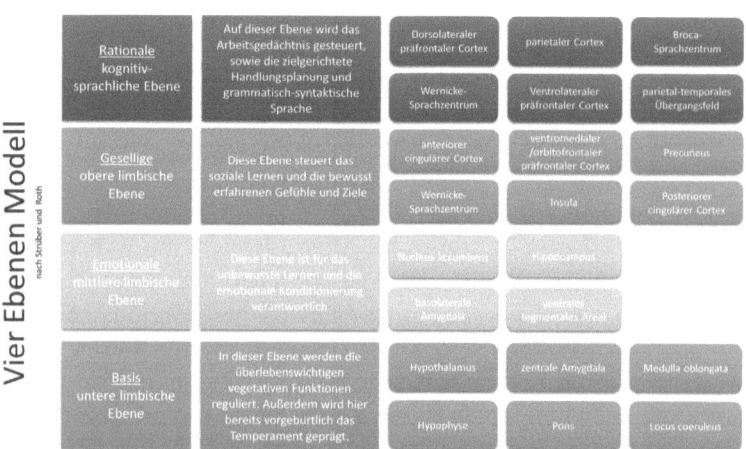

Darstellung 8: Das Vier Ebenen Modell nach Strüber und Roth[78]

Zur Vereinfachung des Verständnisses über die psychische Entwicklung und das daraus resultierende funktionale System sowie seinen

---

75 Vgl.*Mukamel, R.* u. a., Single-neuron responses in humans during execution and observation of actions, 2010.
76 Vgl.*Hickok, G.*, Eight problems for the mirror neuron theory of action understanding in monkeys and humans, 2009.
77 Vgl.*Lamm, C./Majdandžić, J.*, The role of shared neural activations, mirror neurons, and morality in empathy--a critical comment, 2015.
78 In Anlehnung an:*Roth, G./Heinz, A./Walter, H.*, Psychoneurowissenschaften, 2020, S. 135–139.

Einfluss auf die Psyche haben Roth und Strüber ein *Vier-Ebenen-Modell* beschrieben.[79]

Die untere limbische Ebene entwickelt sich schon in der frühen Schwangerschaft „und ist zum Zeitpunkt der Geburt teilweise bereits abgeschlossen. Die individuelle Funktion wird entsprechend durch Gene und vorgeburtliche Erfahrungen beeinflusst und bringt unser Temperament hervor."[80] Hier spielt die Epigenetik eine entscheidende Rolle, wenn es bspw. um die spätere Stressverarbeitung des Kindes geht. So konnten z. B. Radtke et al. nachweisen, dass Gewalterfahrungen während der Schwangerschaft zu einer vermehrten Methylierung des Glukokortikoid-Rezeptors führten, was mit einer erhöhten Anfälligkeit für Stress assoziiert ist.[81] Roth und Strüber postulieren, dass nachgeburtliche Erfahrungen die Funktion dieser Ebene „nur schwer verändern"[82] können, was durch die epigenetischen Beobachtungen gestützt wird.

Die mittlere limbische Ebene beginnt bereits kurz vor der Geburt damit, sich zu bilden und schließt diese Bildung etwa zwischen dem dritten und dem fünften Lebensjahr ab. Die hier verorteten Strukturen sind v. a. für individuelle Lernerfahrungen auf der Grundlage unbewusster Bewertungen von Erfahrungen zuständig. Für diese Ebene geben Roth und Strüber an, dass sie im „Jugend- und Erwachsenenalter [...] nur unter Einsatz starker emotionaler oder langanhaltender Einwirkung verändert werden"[83] können.

Auf der oberen limbischen Ebene, der dritten in diesem Modell, werden v. a. die komplexeren und zumeist bewusst wahrgenommenen Gefühle verarbeitet. Dabei erfüllt diese Ebene eine wesentliche Steuerung des Verhaltens, sodass es sozial und situativ angemessen ist. Auch Konsequenzen des Handelns werden hier bereits abgewogen und die Impulse aus der unteren und der mittleren limbischen Ebene reguliert. Die Reifung dieser Ebene findet bis in das Jugendalter statt. Für die

---

79 Vgl.*Roth, G./Heinz, A./Walter, H.*, Psychoneurowissenschaften, 2020, S. 135 f.
80 *Roth, G./Heinz, A./Walter, H.*, Psychoneurowissenschaften, 2020, S. 136.
81 *Radtke, K. M.* u. a., Transgenerational impact of intimate partner violence on methylation in the promoter of the glucocorticoid receptor, 2011.
82 *Roth, G./Heinz, A./Walter, H.*, Psychoneurowissenschaften, 2020, S. 136.
83 *Roth, G./Heinz, A./Walter, H.*, Psychoneurowissenschaften, 2020, S. 138.

Beeinflussung dieser Ebene verweisen Roth und Strüber darauf, dass ein rein sprachliches Einwirken nicht ausreichend ist, sondern emotionale und soziale Anreize notwendig sind. Dabei geht es weniger um basale Emotionen wie Angst, Freude oder Aggression, sondern vielmehr um komplexe soziale Emotionen, wie Stolz, Enttäuschung oder Schadenfreude, die auf dieser Ebene verarbeitet werden und wirken können.[84]

Die kognitiv-sprachliche Ebene reift von der Kindheit über die Jugend bis ins Erwachsenenalter und ist nie abgeschlossen. Hier findet die rationale Verarbeitung der Gefühle und der Impulse aus den limbischen Ebenen statt. Die Motive und die Emotionen werden versprachlicht, strukturiert und in (komplexe) Handlungsplanungen integriert. Außerdem ist hier das Arbeitsgedächtnis verortet, um die Handlungsplanung zu ermöglichen. Diese Ebene „verändert sich im sprachlichen Miteinander mit anderen stetig, gibt jedoch nicht den Kern der Persönlichkeit wieder, sondern reflektiert, wie wir uns gerne sehen und gesehen werden möchten. Ein Grund hierfür liegt darin, dass die corticalen assoziativen Areale dieser Ebene keinen wirksamen Einfluss auf die Zentren der unteren und mittleren limbischen Ebene und einen nur begrenzten Einfluss auf die Areale der oberen limbischen Ebene haben (Ray und Zald 2012)."[85] In diesem Modell ist es zugleich die einzige Ebene, die durch rein sprachliche Interventionen beeinflusst werden kann. Das bedeutet jedoch nicht, dass ergänzende, emotionale und bildliche Interventionen nicht ebenfalls wirksam wären.

2.1.3.4 Neurogenese

Bis in die 1990er Jahre wurde angenommen, dass die Bildung von Nervenzellen aus Stamm- oder Vorläuferzellen beim Erwachsenen nicht möglich sei.[86] Vielmehr herrschte die Annahme vor, dass spätestens mit dem Ende der Pubertät die Hirnreifung abgeschlossen ist und sich ab diesem Zeitpunkt keine neuen Nervenzellen mehr bilden. Seit den frühen 2000er Jahre hat sich diese Sichtweise jedoch geändert[87]

---

84 Vgl.*Roth, G./Heinz, A./Walter, H.*, Psychoneurowissenschaften, 2020, S. 138 f.
85 *Roth, G./Heinz, A./Walter, H.*, Psychoneurowissenschaften, 2020, S. 139.
86 Vgl.*Snyder, J. S.*, Questioning human neurogenesis, 2018.
87 Vgl.*Gross, C. G.*, Neurogenesis in the adult brain: death of a dogma, 2000.

und eine adulte Neurogenese gilt als gesichert. Vor allem die subventrikuläre Zone und der Gyrus dentatus des Hippocampus sind beim Erwachsenen mit der Neurogenese assoziiert. Bezogen auf den Hippocampus ergeben sich konkrete Implikationen für den Zusammenhang zwischen Neurogenese und dem Lernen.[88] Darüber hinaus gibt es Studien, die Hinweise darauf geben, dass die Nervenzellneubildung in der subventrikulären Zone für die Aufrechterhaltung einer gesunden Stimmung relevant bzw. deren Ausbleiben mit Stress und Depression assoziiert ist.[89] So werden 70 bis 90 % der im Gyrus dentatus neu gebildeten Zellen zu Nervenzellen, deren Reifung (im Säugetiermodell) nach etwa vier Wochen abgeschlossen ist. Danach sind sie von anderen Neuronen des Hippocampus nicht mehr zu unterscheiden.[90] Auch wenn das keinen direkten Rückschluss auf die Dauer beim Menschen zulässt, so ist daraus zu schließen, dass die Neurogenese im Hippocampus beim Menschen ebenfalls mehr als einige Stunden oder wenige Tage dauern wird. Insofern werden die Aspekte des Lernens, die durch Neurogenese im Hippocampus vermittelt oder gesteuert werden, ebenfalls eine entsprechend lange Zeit brauchen, um abgeschlossen zu sein.

Dabei ist v. a. interessant, welche Faktoren die Neurogenese fördern und welche sie hemmen. Nach aktuellem Stand der Wissenschaft wirkt Stress primär hemmend auf die Neurogenese, ebenso wie mangelnde Bewegung oder fehlende Lernanreize. Darüber hinaus führen auch ständige Erschöpfung und ein fehlender oder schlechter Schlaf zu einer Verringerung der Neurogenese. Dass ist insbesondere deshalb relevant, weil solche Schlafdefizite nachweislich mit Defiziten im Lernen einhergehen. Auch die Ernährung kann einen Effekt auf die Neurogenese haben, wobei es sowohl förderliche als auch hemmende Diäten gibt.[91;92]

---

88 Vgl.*Zhao, C./Deng, W./Gage, F. H.*, Mechanisms and functional implications of adult neurogenesis, 2008.
89 Vgl.*Zhao, C./Deng, W./Gage, F. H.*, Mechanisms and functional implications of adult neurogenesis, 2008, S. 654.
90 Vgl.*Josef Bischofberger, C. S.-H.*, Adulte Neurogenese im Hippocampus., 2006, S. 216.
91 Vgl.*Stangl, D./Thuret, S.*, Impact of diet on adult hippocampal neurogenesis, 2009.
92 Vgl.*Zainuddin, M. S. A./Thuret, S.*, Nutrition, adult hippocampal neurogenesis and mental health, 2012.

2.1.3.5 Neuronale Plastizität

Das Gehirn und seine Neuronen sind kein statisches Gebilde, sondern können sich verändern – nur so sind z. B. das Lernen oder eine Verhaltensänderung überhaupt möglich. Neben der Neurogenese, der Neubildung von Neuronen, kann sich das Gehirn aufgrund seiner Plastizität verändern und an neue Bedingungen anpassen. So war in Studien feststellbar, „dass bei Geige- und Gitarrenspielern die Projektionsfelder im sensumotorischen Kortex für den zweiten bis fünften Finger der linken Hand im Vergleich zu ‚Normalpersonen' überentwickelt sind."[93] Zugleich ist bekannt, dass diese ‚Überentwicklung' sich wieder zurückbildet, wenn die jeweilige Fähigkeit nicht mehr in derselben Intensität ausgeübt wird.

Folglich wird mit Plastizität beschrieben, dass Neurone ihre Funktion und Struktur so anpassen können, wie es jeweils ihre lokale Umgebung verlangt.[94] Dazu haben Forschende in Studien belegt, dass dies für körperliche Umgebungsanforderungen gilt, wie bei den o. g. Musikern, aber auch in Folge einer Verhaltenstherapie.[95] Wir konnten keine konkreten Daten zu Neuroplastizität im Verlauf eines Coachings ermitteln. Jedoch gibt es aus unserer Sicht keinen Zweifel daran, dass ein erfolgreiches Coaching, ebenso wie bei der Psychotherapie, zu einer Veränderung im Gehirn führen wird.

Gerade für sensomotorisches Lernen konnte gezeigt werden, dass kortikale Reorganisation mittels Neurogenese und Neuroplastizität die relevanten neuronalen Mechanismen für den Lernerfolg sind. Dadurch erklärt sich auch die Beobachtung, dass Psychotherapie in verschiedenen Hirnarealen Veränderungen bewirkt, welche auch Wochen und Monate später noch nachweisbar sind.[96]

2.1.3.6 Hypothese der somatischen Marker

Zu den zentralen Hypothesen im Zusammenhang von Entscheidungen, Verhaltenssteuerung und neuropsychologischen Prozessen gehört die

---

93 *Grawe, K.*, Neuropsychotherapie, 2004, S. 136.
94 Vgl.*Schiepek, G.*, Neurobiologie der Psychotherapie, 2011, S. 73.
95 Vgl.*Grawe, K.*, Neuropsychotherapie, 2004, S. 139–141.
96 Vgl.*Eßing, G.*, Praxis der Neuropsychotherapie, 2015, S. 70–74.

These der somatischen Marker von Antonio Damasio und seinen Kollegen. Sie besagt, dass Menschen nicht nur aufgrund kognitiver Prozesse eine Entscheidung treffen, sondern auch körperliche und damit somatische Prozesse eine bedeutende Rolle spielen. Somatische Marker sind folglich alle körperlichen Reaktionen – sowohl die bewusst wahrgenommenen als auch jene, die unbewusst ablaufen. Damasio geht davon aus, dass diese somatischen Marker im limbischen System erzeugt und registriert werden. Alle Erfahrungen, die ein Mensch macht, werden mit einem körperlichen Signal, dem somatischer Marker, gespeichert. Dies geschieht zunächst unabhängig davon, ob eine Entscheidung angenehm oder unangenehm war. Dabei führen sowohl Wahrnehmungen als auch Gedanken zu körperlichen Reaktionen und der Bildung somatischer Marker. Dieses schnell reagierende System kann insbesondere dann helfen, die Vielzahl von möglichen Handlungen zu bewerten, wenn die Situation eine vergleichsweise langwierige kognitiv-rationale Entscheidungsfindung nicht zulässt. Dabei sind die somatischen Marker aber nicht solchen Entscheidungen vorbehalten, sondern werden bei allen Entscheidungen herangezogen.[97;98]

Die somatischen Marker stellen eine Verbindung zwischen früheren Situationen, sowie den körperlichen Zuständen und darauf basierenden Gefühlen her, die mit diesen Situationen assoziiert waren. Dabei greifen sie auf Repräsentationen im gesamten Kortex zurück. Dieser Theorie zufolge werden Entscheidungen über die aktuelle Lage getroffen, indem die somatischen Marker früherer ähnlicher Situationen abgerufen und einer Bewertung unterzogen werden. Somit fallen Entscheidungen weder nur aufgrund aktueller Informationen noch ohne die Kombination aus emotionalen und somatischen Erfahrungen.[99] Damit ist Damasios Hypothese anschlussfähig an die Theorie des Embodiment.

---

97 Vgl.*Spreer, P.*, PsyConversion, 2018, S. 13.
98 Vgl.*Lippmann, E./Pfister, A./Jörg, U.*, Handbuch Angewandte Psychologie für Führungskräfte, 2019, S. 122.
99 Vgl.*Bellebaum, C./Thoma, P./Daum, I.*, Neuropsychologie, 2012, S. 129.

2.1.3.7 Embodiment – Körper und Emotionen

Bereits seit vielen Jahren mehren sich die Hinweise darauf, dass nicht nur Emotionen körperliche Reaktionen auslösen, sondern dass der Körper auch emotionale Reaktionen beeinflusst und hervorruft. Erste Untersuchungen dazu fanden bereits in den 1980er Jahren statt, als Strack, Martin und Stepper (1988) ein Experiment durchführten um zu untersuchen ob die Mimik Einfluss auf den Humor hat. Sie unterteilten die Probanden in zwei Gruppen, die beide mit dem Mund einen Stift halten mussten. Die eine Gruppe hielt ihn mit den Lippen quer und die andere Gruppe mit den Zähnen nach vorne. Anschließend wurden beiden Gruppen die gleichen Cartoons gezeigt. Jene Probanden, die den Stift mit den Zähnen halten musste, was Ihre Lippen zwangsläufig zu einem Lächeln verzogen hatte, Empfanden die gezeigten Cartoons als deutlich lustiger als die andere Gruppe.[100]

Solche und viele andere Untersuchungen dieser Art festigten die Gewissheit, dass der Körper und seine Emotionen nicht nur nicht trennbar sind, sondern sich bidirektional beeinflussen können.

„Unsere Handlungen, unser Urteilsvermögen, die Art und Weise, wie und was wir entscheiden, die Stimmungslage und die Gefühlsbewertung von Situationen – all dies ist aufs engste an unsere sinnlich-motorischen Eindrücke gekoppelt"[101], wie Maja Storch und Julia Weber feststellen.

Dabei ist es wichtig festzustellen, dass die Erkenntnisse der Embodiment-Forschung eine wechselseitige Beeinflussung belegen. Nicht nur können meine Emotionen beeinflussen, wie sich mein Körper verhält, sondern auch andersherum. Konkret bedeutet das, dass zum Beispiel ein Lächeln nicht nur eine Reaktion auf empfundene Freude sein kann, sondern auch das Empfinden von Freude induzieren kann.

Dabei betonen Storch und Weber die Bedeutung des Embodiment unter zwei Gesichtspunkten: einem gedächtnistheoretischem und einem selbstregulatorischem. Gedächtnisspuren bilden sich im neuronalen Netz umso kräftiger aus, wenn die Inhalte mit körperlich Informatio-

---

100 Vgl.*Geuter, U.*, Körperpsychotherapie, 2015, S. 160.
101 *Greif, S./Möller, H./Scholl, W.*, Handbuch Schlüsselkonzepte im Coaching, 2018, S. 126.

nen gekoppelt sind. Unter selbstregulatorischen Aspekten konnte wiederum belegt werden, dass Menschen in der Lage sind, z. B. durch die gezielte Veränderung ihrer Körperhaltung sowohl ihre Stimmung als auch ihre Einstellung und Informationsverarbeitung zu beeinflussen. Dabei ist es jedoch wichtig zu beachten, dass die Beeinflussung nicht für alle Menschen gleich ist, sondern im Gegenteil sehr individuell entwickelt und abgestimmt werden muss.[102]

2.1.3.8 Predictive Processing

Predictive Processing, oder auch Predictive Coding beschreibt eine neurowissenschaftliche Theorie, mit der grundlegende Funktionsmuster des menschlichen Gehirns erklärt werden – vor allem in Bezug auf die Wahrnehmung. Diese Theorie „[…]depicts one of the most relevant concepts in cognitive neuroscience which emphasizes the importance of "looking into the future", namely prediction, preparation, anticipation, prospection or expectations in various cognitive domains. Analogously, it has been suggested that predictive processing represents one of the fundamental principles of neural computations and that errors of prediction may be crucial for driving neural and cognitive processes as well as behavior."[103]

Bisher gingen die meisten Theorien davon aus, dass körperliche Gefühle zunächst im Körper entstehen und dann wahrgenommen werden, was auch einer intuitiven Betrachtung der Zusammenhänge entspricht. Es gibt jedoch zunehmend mehr Forschungsergebnisse, die einer solchen Betrachtung widersprechen und zur Theorie des Predictive Processing führen:[104] „Literature data have shown that the brain is constantly making predictions about future events. Several theories of prediction in perception, action and learning suggest that the brain serves to reduce the discrepancies between expectation and actual

---

102 Vgl.*Greif, S./Möller, H./Scholl, W.*, Handbuch Schlüsselkonzepte im Coaching, 2018, S. 127–130.
103 *Bubic, A./Cramon, D. Y. von/Schubotz, R. I.*, Prediction, cognition and the brain, 2010, S. 1.
104 Vgl.*Barrett, L. F./Simmons, W. K.*, Interoceptive predictions in the brain, 2015, S. 419.

experience, i.e., by reducing the prediction error (Brown and Brüne, 2012)."[105;106]

Das Gehirn konstruiert demnach ständig Wahrnehmungen, basierend auf einem mentalen Modell, welches Voraussagen über die zu erwartenden Umgebungsbedingungen erstellt – basierend auf den persönlichen Erfahrungen und den wahrgenommenen Reizen. Diese Voraussagen werden dann, durch neue Reize so angepasst, dass eine neue und als kongruent empfundene Wahrnehmung resultiert. Dabei werden solche Reize, die der so erstellten Wahrnehmung widersprechen, vom Gehirn bewusst ausgeblendet. Ein klassisches Experiment, dass diesen Sachverhalt belegt, ist die sog. *rubber hand illusion*.[107] Für dieses Experiment legt die Versuchsperson eine Hand auf den Tisch und daneben wird eine echt anmutende, aber künstliche Hand gelegt. Anschließend wird die echte Hand verdeckt und beide Hände werden, im gleichen Rhythmus mit einem Pinsel gestreichelt. Nach einiger Zeit empfindet die Versuchsperson die sichtbare, aber künstliche Hand als die eigene. Daraus kann geschlossen werden, dass das Gehirn, ganz im Sinne des Predictive Processing, die sensomotorischen Reize so moduliert, dass sie den visuellen Reizen und dem „Erwartbaren" entspricht. Später konnten verschiedene Studien nachweisen, dass damit auch eine neurophysiologische Veränderung einhergeht – zum Beispiel im EEG.[108]

2.1.3.9 Grundbedürfnisse und Konsistenztheorie nach Grawe

Jedes Lebewesen hat bestimmte Anforderungen an seine Lebensbedingungen, damit es leben kann. Sind diese Bedingungen nicht ausreichend erfüllt, so wird der Organismus krank oder stirbt. Auf der physiologischen Ebene sind diese Bedingungen bzw. Grundbedürfnisse einfach nachzuvollziehen. So braucht bspw. der Mensch eine Mindestmenge an Wasser zum Trinken, Nahrung zum Essen, Sauerstoff zum Atmen, eine konstante Körpertemperatur usw. Damit diese physiolo-

---

105 *Molinari, M./Masciullo, M.*, The Implementation of Predictions During Sequencing, 2019, S. 1.
106 *Brown, E. C./Brüne, M.*, The role of prediction in social neuroscience, 2012.
107 Vgl.*Botvinick, M./Cohen, J.*, Rubber hands 'feel' touch that eyes see, 1998.
108 Vgl.*Zeller, D.* u. a., Sensory processing and the rubber hand illusion--an evoked potentials study, 2015.

gischen Grundbedürfnisse sichergestellt werden können, haben alle Lebewesen mehr oder weniger komplexe Mechanismen entwickelt, um mit den natürlichen Schwankungen umzugehen, z. B. in der Verfügbarkeit von Wasser und Nahrung. Daran sind beim Menschen sowohl physiologische als auch neurologische Strukturen und Regelkreise beteiligt, z. B. der Hypothalamus oder der Hirnstamm (Truncus cerebri).

Parallel zu den physiologischen Grundbedürfnissen beschreibt Grawe psychische Grundbedürfnisse, deren Wahrung ebenfalls neurologischen Regelkreisen unterliegt, wie folgt: „Unter psychischen Grundbedürfnissen verstehe ich Bedürfnisse, die bei allen Menschen vorhanden sind und deren Verletzung oder dauerhafte Nichtbefriedigung zu Schädigungen der psychischen Gesundheit und des Wohlbefindens führen."[109] Diese Grundbedürfnisse fußen dabei auf neuronalen Grundlagen, die bereits bei der Geburt ausgebildet sind, sodass ein Mensch von Beginn seines Lebens an für ihre Befriedigung sorgen kann – selbst mit dem eingeschränkten Verhaltensrepertoire eines Neugeborenen.[110]

Basierend auf den Arbeiten von Seymour Epstein führt Grawe folgende vier Grundbedürfnisse auf:

- das Bedürfnis nach *Orientierung und Kontrolle*
- das Bedürfnis nach *Lustgewinn und Unlustvermeidung*
- das Bedürfnis nach *Bindung*
- das Bedürfnis nach *Selbstwerterhöhung und Selbstwertschutz*

Anders jedoch als Epstein, der das Bedürfnis nach Kohärenz beschrieb, sieht Grawe dies nicht als Grundbedürfnis, sondern postuliert das Konsistenzprinzip – nicht als Bedürfnis, sondern als ein grundlegendes Prinzip für das psychische Funktionieren.[111] Unter Konsistenz versteht er „die Übereinstimmung bzw. Vereinbarkeit der gleichzeitig ablaufenden neuronalen/psychischen Prozesse."[112] Während Grundbedürfnisse durch konkrete sinnliche Erfahrungen befriedigt oder verletzt werden, dient die Konsistenzregulation der Herstellung innerpsychischer Konsistenz trotz der Tatsache, dass meistens mehrere neuro-

---

109 *Grawe, K.*, Neuropsychotherapie, 2004, S. 185.
110 Vgl.*Grawe, K.*, Neuropsychotherapie, 2004, S. 273.
111 Vgl.*Grawe, K.*, Neuropsychotherapie, 2004, S. 185 f.
112 *Grawe, K.*, Neuropsychotherapie, 2004, S. 186.

nale Prozesse parallel ablaufen und sich gegenseitig widersprechen können.
Darstellung 9 zeigt das konsistenztheoretische Modell Grawes, das im Weiteren erläutert wird.

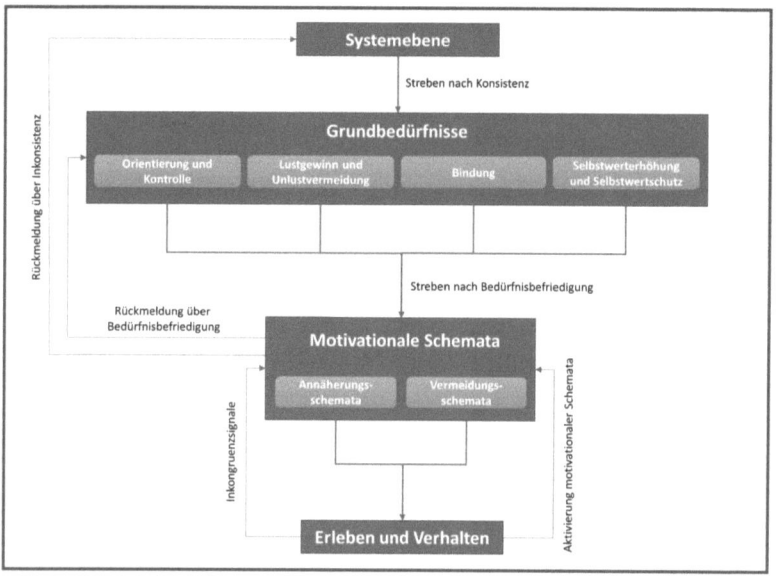

Darstellung 9: konsistenztheoretisches Modell des psychischen Geschehens nach Grawe[113]

Auf der Systemebene finden die eigentlichen neurologischen und physiologischen Prozesse statt. Geleitetet von einem grundlegenden Verlangen nach innerer Konsistenz werden die *Grundbedürfnisse* entwickelt und unterschiedlich stark ausgeprägt. Um diese erfolgreich zu befriedigen, entwickelt jeder Mensch Denk- und Verhaltensweisen, die als *motivationale Schemata* bezeichnet werden. Wie diese konkret aussehen, hängt von den jeweiligen Lebenserfahrungen ab. Dennoch lassen sich *Annäherungs-* von *Vermeidungsschemata* unterscheiden. Welche motivationalen Schemata aktiviert sind und ob deren Zielzustand

---
113 In Anlehnung an:*Grawe, K.*, Neuropsychotherapie, 2004, S. 189.

eher über ein Annäherungs- oder ein Vermeidungsschema zu erreichen versucht wird, hängt von den bisher gemachten Erfahrungen und von der jeweiligen (Lebens-)Situation ab.[114] Zu den Annäherungsschemata zählen Verhaltensweisen, mit denen aktiv versucht wird, die Erfüllung von Grundbedürfnissen zu erreichen. Vermeidungsschemata hingegen sind dann aktiv, wenn ein Mensch sich gegen die Verletzung von Bedürfnissen schützt. Beide Schemata können auch gleichzeitig aktiv sein und sich dadurch hemmen. Dies bezeichnet Grawe als *motivationale Diskordanz*.[115]

Die Rückmeldung darüber, inwieweit die Ziele der motivationalen Schemata im aktuellen Erleben und Verhalten erreicht werden, erfolgt durch *inkongruente Signale*. Positive Emotionen melden die Zielerreichung zurück und negative Emotionen die Abweichung vom Ziel.

Von der Ebene der motivationalen Schemata kann zur Systemebene auch eine Rückmeldung über *Inkonsistenz* erfolgen. Diese liegt dann vor, wenn gleichzeitig ablaufende psychische Prozesse miteinander unvereinbar sind. Eine gut untersuchte Form der Inkonsistenz ist die *kognitive Dissonanz*. Diese besteht, wenn zwei relevante Kognitionen einander widersprechen oder das eigene Handeln und die eigene Einstellung miteinander unvereinbar sind. Gemäß der kognitiven Dissonanztheorie nach Leon Festinger (1919–1989) streben Menschen danach, so zu handeln (aktiv oder rein kognitiv), dass dieser Zustand möglichst verringert wird.[116]

Bezogen auf Grawes Modell bedeutet die Rückmeldung über eine bestehende Inkonsistenz, dass die neurologischen und die daraus resultierenden psychologischen Prozesse so aktiviert werden, dass, unter bestmöglicher Wahrung der Grundbedürfnisse, jene motivationalen Schemata aktiviert werden, die schnellstmöglich wieder eine Konsistenz herstellen.

---

114 Vgl.*Peters, T./Ghadiri, A.*, Neuroleadership - Grundlagen, Konzepte, Beispiele, 2013, S. 64.
115 Vgl.*Grawe, K.*, Neuropsychotherapie, 2004, S. 189.
116 Vgl.*Myers, D. G.*, Psychologie, 2014, S. 602.

2.1.3.10 Veränderbarkeit des Gehirns durch Coaching

Wie in Kapitel 2.2 erläutert wird, gibt es eine große Schnittmenge zwischen Psychotherapie und Coaching, v. a. in Bezug auf die angewendeten Methoden. Die meisten Coaching-Methoden entstammen psychotherapeutischen Verfahren oder sind von solchen abgeleitet. Anders jedoch als im Bereich der Psychotherapie gibt es kaum Wirksamkeitsstudien zum Coaching, die den Kriterien moderner, empirischer und evidenzbasierter Forschung entsprechen. Daher können zuverlässige Rückschlüsse auf mögliche Veränderungen des Gehirns durch Coaching nur auf der Grundlage der Psychotherapieforschung erfolgen. Aufgrund der hohen Schnittmenge zwischen beiden Beratungsformaten erscheint dies jedoch zulässig.

Mit der zunehmenden Verfügbarkeit neurowissenschaftlicher Untersuchungsmöglichkeiten, v. a. solchen, die eine nichtinvasive Untersuchung von Menschen ermöglichen, begannen ab den 1990er Jahren vermehrt Forschungen zur Auswirkung von Psychotherapie auf das Gehirn. Konnte man bis dato lediglich die reine Symptomveränderung in Prä-Post-Evaluationsstudien erheben, eröffnete die zunehmend leichtere Verfügbarkeit, z. B. von fMRTs, die Option für erste Studien zur Auswirkung von Psychotherapie auf das menschliche Gehirn.

Wie Psychotherapie beinhaltet Coaching immer ein gewisses Maß an Veränderung. Zumeist geht damit eine Veränderung auf allen drei Ebenen einher, nämlich im Fühlen, Denken und Handeln. Wie in den vorangegangenen Schilderungen zu den neuroanatomischen und -psychologischen Grundlagen dargelegt werden konnte, werden alle drei Ebenen durch unser Gehirn und seine neuronalen Strukturen gesteuert und reguliert. Werden diese beiden Beobachtungen zusammengeführt, so ergibt sich die Notwendigkeit, dass das Coaching Einfluss auf die neuropsychologischen Prozesse nehmen muss, um zu wirken – letztlich bis auf die Ebene der Nervenzelle. So konnte in Studien zum Einfluss der Psychotherapie auf neurologische Strukturen nachgewiesen werden, dass es grundsätzlich möglich ist und zwar auch mit langfristigen Veränderungen.[117]

---

117 Vgl. *Eßing, G.*, Praxis der Neuropsychotherapie, 2015, S. 70–74.

Exemplarisch sei hier die Studie von Yoshimura et al. aufgeführt. In der Studie wurden fMRTs vor dem Beginn und nach dem Abschluss einer zwölfwöchigen kognitiven Verhaltenstherapie (KVT) in einer Gruppe gemacht und mit den Ergebnissen einer unbehandelten Kontrollgruppe verglichen. Dabei konnte gezeigt werden, dass die KVT bei depressiven Patienten Veränderungen im medialen präfrontalen und im ventralen anterioren cingulären Kortex bewirkt.[118] Das ist eine Region, die direkt mit der Verarbeitung positiver und negativer Emotionen assoziiert ist.[119] Solche Veränderungen konnten auch in umfangreicheren Meta-Analysen bestätigt werden. Somit kann die Erkenntnis, dass das Gehirn durch Psychotherapie direkt und langfristig beeinflusst wird, als gesichert gelten.[120;121]

Zwar ist Coaching keine Psychotherapie, wie bereits oben dargelegt, ist die Schnittmenge jedoch groß und es gibt keine Hinweise darauf, dass erfolgreiche Veränderungsprozesse, die im Coaching erarbeitet werden, neuropsychologisch anders wirken würden oder könnten, als sie dies im Rahmen einer Psychotherapie tun. Aus diesem Grund betrachten wir die Ergebnisse aus der Therapieforschung in ihrer Relevanz für das Coaching als äquivalent.

2.2 Theorieteil 2: Coaching Grundlagen

Der Begriff Coaching wird heute für vielfältige Formate oder Methoden verwendet und ist nicht geschützt. Dadurch ist ein sog. Mode- oder Containerwort entstanden, das in bestimmten Zusammenhängen auch missverständlich verwendet, vermarktet bzw. verstanden wird. Insgesamt ist es schwierig, den Begriff *Coaching* zu erklären oder zu definieren. Im Rahmen der Literaturrecherche wurden eine Vielzahl

---

118 *Yoshimura, S. u. a.*, Cognitive behavioral therapy for depression changes medial prefrontal and ventral anterior cingulate cortex activity associated with self-referential processing, 2014.
119 *Etkin, A./Egner, T./Kalisch, R.*, Emotional processing in anterior cingulate and medial prefrontal cortex, 2011.
120 *Marwood, L. u. a.*, Meta-analyses of the neural mechanisms and predictors of response to psychotherapy in depression and anxiety, 2018.
121 *Messina, I. u. a.*, Neural correlates of psychotherapy in anxiety and depression: a meta-analysis, 2013.

von Fachbüchern, Fachzeitschriften, Aufsätzen und Internetartikel gelesen und je nach Fachrichtung, Profession oder Tätigkeit ebenso viele Sichtweisen zur Definition von Coaching gefunden. Diese werden in den folgenden Abschnitten dargestellt.

2.2.1 Entwicklung von Coaching

Der Coaching-Markt hat sich schnell ausgebreitet und somit ist Coaching ein schillernder Begriff, der in Zusammenhängen unterschiedlich genutzt wird. Er wird nahezu für jegliche Form von Training und Beratung verwendet sowie vermarktet. Als Beispiele lassen sich folgende Begrifflichkeiten aufzählen: TV-, Konflikt-, Team-, Erziehungs-, Life-Balance-, Power- oder Body-Coaching. Umso notwendiger ist die Hinterfragung, was mit Coaching gemeint ist.[122]

Um Klarheit zu bekommen, geht der Blick in die Vergangenheit. Die Begrifflichkeit *Coaching* wird von der englischen Bezeichnung *coach* abgeleitet. Damit wurde im 15. Jahrhundert die *Kutsche* sowie im späteren Verlauf der *Kutscher* bezeichnet. Der Kutscher (Coach) hatte die Aufgabe, Pferde zu betreuen sowie die Kutsche zügig und sicher ans Ziel zu lenken.[123] Bildlich gesehen vermittelt die Kutsche den Kern des Coachings. Sie ist ein Hilfs- und damit ein Transportmittel, auf dem Weg ein bestimmtes Ziel zu erreichen. Um 1885 wurde der Begriff Coaching in England und in den USA erstmals im Sportbereich verwendet. In diesem Bereich wurden die Sportler durch den Coach mental und körperlich auf den Sieg vorbereitet.[124] Hierdurch nahm auch die Popularität des Begriffs Coaching in Deutschland zu. Zu diesem Zeitpunkt wird im Zusammenhang mit Coaching von einer umfassenden Beratung, Betreuung sowie Motivation von Sportlern und ihrer Wettkampftätigkeit gesprochen. Durch den Bezug zu Spitzenleistungen, Motivation und Wettbewerb ging der Begriff aus dem Sportbereich in die Wirtschaft über.[125] In den 1970er Jahren wird er

---

122 Vgl. *Fischer-Epe, M.*, Coaching: miteinander Ziele erreichen, 2015, S. 16 f.
123 Vgl. *Roth, G./Ryba, A.*, Coaching, Beratung und Gehirn, 2016, S. 21.
124 Vgl. *Fischer-Epe, M.*, Coaching: miteinander Ziele erreichen, 2015, S. 13 f.
125 Vgl. *Roth, G./Ryba, A.*, Coaching, Beratung und Gehirn, 2016, S. 21.

in den USA gleichzeitig für einen personen- und einen entwicklungsorientierten Führungsstil verwendet. Dieser soll den Mitarbeitern zur Verbesserung ihrer Leistungsfähigkeit dienen und zur persönlichen Weiterentwicklung anregen. In Deutschland wird seit den 1980er Jahren der Coaching-Gedanke *Führungskraft als Coach* weiterentwickelt.[126]

Somit ist der Begriff in folgenden drei Anwendungszusammenhängen bekannt:

- „als individuelle psychologische Betreuung im Spitzensport,
- als Bezeichnung für einen entwicklungsorientierten Führungsstil
- sowie als Bezeichnung für die individuelle Beratung von Führungskräften und Projektverantwortlichen."[127]

Der in den 1980er Jahren entstandene Coaching-Gedanke bezeichnete zunächst die professionelle externe Beratung von Top-Managern bzw. der obersten Führungsebene. Heute ist Coaching eine selbstverständliche Ergänzung zu anderen Personalentwicklungsmaßnahmen. Unternehmen investieren zusätzlich auch für Fachkräfte mit Projektverantwortung oder Mitarbeiter und Prozesse in Coaching-Maßnahmen, um diese zu fördern. Somit besteht heute folgende Anwendungslandschaft im Bereich Coaching:[128]

- im Rahmen von Umstrukturierungen, strategischer Neuausrichtung und Fusionen,
- als Konzept für eine systematische Entwicklung von Schlüsselpersonen und Führungsteams,
- überall dort, wo Konfrontationen mit veränderten Rahmenbedingungen und Rollenanforderungen bestehen.

Im folgenden Kapitel werden als Erstes Begrifflichkeiten erläutert und danach die Coaching-Verständnisse verschiedener Autoren dargestellt. Anhand dieser wird anschließend ein für die Autoren der Masterarbeit passendes Coaching-Verständnis abgeleitet, das diese im Verlauf der Arbeit berücksichtigen werden.

---

126 Vgl. *Fischer-Epe, M.*, Coaching: miteinander Ziele erreichen, 2015, S. 13 f.
127 *Fischer-Epe, M.*, Coaching: miteinander Ziele erreichen, 2015, S. 14.
128 Vgl. *Fischer-Epe, M.*, Coaching: miteinander Ziele erreichen, 2015, S. 16.

2.2.2 Was ist Coaching?

Björn Migge beschreibt Coaching als ein Beratungsformat, wie die Psychotherapie, die Supervision usw. Coaching bildet somit einen Oberbegriff, in dem verschiedene Verfahren, z. B. systemische Therapie, die Verhaltenstherapie, das Neurolinguistisches Programmieren (NLP) oder die Hypnotherapie, zum Einsatz kommen. In den einzelnen Verfahren werden dann verschiedene Methoden einzeln oder in Verbindung durchgeführt, bspw. in der systemischen Therapie das zirkuläre Fragen, in der Verhaltenstherapie das ABC-Schema und im NLP der Rapport.[129] In der folgenden Darstellung wird das Format Coaching grafisch beschrieben.

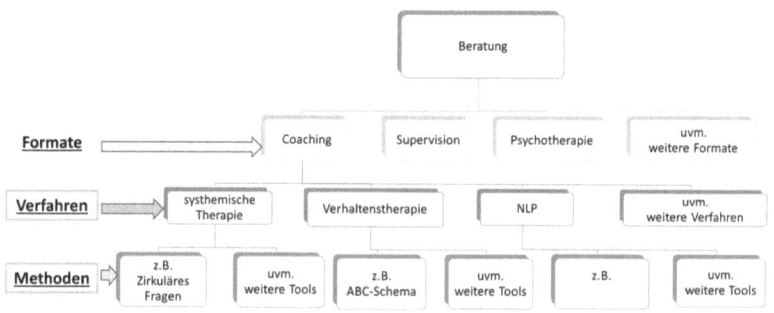

Darstellung 10: Übersicht Format Coaching, Verfahren und Methoden[130]

Methoden sind konkrete Aktionen, die sich auch unter den Begriffen Werkzeuge, Instrumente, Tools, Techniken und Interventionen eingebürgert haben. In der Literatur wird in diesem Zusammenhang auch von *Kommunikationsangeboten* gesprochen, die auf Antworten des Klienten abzielen. Die durch den Coach sorgfältig ausgewählten Methoden sollen die Wahrnehmungs-, Denk- und Fühlmöglichkeiten des Klienten erweitern.[131]

---

129 Vgl. *Migge, B.*, Handbuch Coaching und Beratung, 2018, S. 45 f.
130 In Anlehnung an:*Migge, B.*, Personal Coach, 2020, S. 9.
131 Vgl. *Webers, T.*, Systemisches Coaching, 2020, S. 141.

In den folgenden Abschnitten werden die Coaching-Definitionen bzw. -verständnisse einiger bekannter Autoren dargestellt, welche im Kontext Coaching z. B. durch ihren Bekanntheitsgrad in diesem Wissenschaftsgebiet, durch Häufigkeit ihrer Erwähnung in Publikationen sowie durch Buchempfehlungen wahrgenommen werden und Anerkennung zugesprochen wird.

2.2.2.1 Coaching-Verständnis nach Migge

Coaching ist eine gleichberechtigte, auf Augenhöhe stattfindende, partnerschaftliche sowie personenzentrierte Zusammenarbeit zwischen einem Coach und einem Klienten. Der Klient bestimmt das Ziel und beauftragt den Coach, der die Verantwortung für den Prozess trägt. Dieser ist bei der Standortbestimmung, bei der Schärfung von Zielen oder Visionen sowie beim Entwickeln von Problemlösungs- und Umsetzungsstrategien behilflich. Weiterhin geht es um den gezielten Ausbau von Kompetenzen und/oder die verantwortungsvolle Steigerung von Leistungen. Der Klient sollte durch die gemeinsame Arbeit an Klarheit, Handlungs-, Leistungs- und Bewältigungskompetenz gewinnen. Dies soll zu einer Verbesserung der Erreichung selbstkongruenter Ziele oder bewusster Selbstveränderung und -entwicklung führen. Langfristig dient dies einer besseren Lebensqualität und der Übereinstimmung von Werten und Lebenswirklichkeit. Insgesamt ist Coaching eine handlungs- und ergebnisorientierte Interaktion, die zeitlich begrenzt ist.[132]

Migge schließt sich der Auffassung des Deutschen Fachverbandes Coaching (DFC) an und zitiert aus dessen Ethik wie folgt: Coaching findet in einem Rahmen statt, der folgende Prinzipien verwirklicht. Coaching ist:[133]

– Herrschaftsfrei/freiwillig, Personenbezogen, prozesshaft, vertrauensvoll und verschwiegen, unabhängig sowie dialogisch/interaktionell.

---

132 Vgl. *Migge, B.*, Handbuch Coaching und Beratung, 2018, S. 30.
133 Vgl. *Migge, B.*, Handbuch Coaching und Beratung, 2018, S. 32.

2.2.2.2 Coaching-Verständnis nach Fischer-Epe und Schulz von Thun

In diesem Abschnitt geben die Autoren der Masterarbeit eine kurze Zusammenfassung der Einleitung des Buches „Coaching: Miteinander Ziele erreichen" wieder, die der Herausgeber Schulz von Thun verfasst hat und zum Verständnis des Coachings beitragen soll.

Coaching ist eine Beratung und Förderung eines Klienten, der in schweren und verunsicherten Zeiten, aber auch bei persönlichen Herausforderungen, individuelle wirksame Unterstützung in Anspruch nehmen kann. Mit Blick in die Vergangenheit vergleicht er im übertragenen Sinne den Klienten mit einem Leistungssportler auf dem Spielfeld seines privaten und beruflichen Lebens. Durch die verantwortlichen, beruflichen Positionen, Entscheidungen, Unternehmungen sowie den Umgang mit Menschen entsteht eine zunehmende Komplexität (strategisch, fachlich, menschlich, mikropolitisch usw.). Diese Herausforderungen sind nicht leicht zu meistern und wachsen den Menschen teilweise über den Kopf. Dies hat Folgen für den Klienten selbst, aber auch für die Menschen in seinem Umfeld sowie die Organisationen. All das müssen sie nicht versuchen, mit sich allein im ‚stillen Kämmerchen' auszutragen oder zu klären. An dieser Stelle kann Coaching ein nützliches Beratungsformat sein. Bedeutsam ist dabei folgendes:[134]

- Der Klient kann sich aussprechen und mit einem kompetenten Menschen beraten bzw. austauschen, der sein Wohl will und ihm hilft, den Knoten zu entwirren.
- Er kann mit jemandem sprechen, der gut zuhören kann, aber auch Kluges sagt und die richtigen Fragen stellt. Dieser sieht mit einem geschulten Blick, woran es liegt, sei es bezüglich der Sache oder menschlich, am Team oder sogar an einem selbst.

Aus der Sicht der Autorin Fischer-Epe ist Coaching „eine Kombination aus **individueller Beratung, persönlichem Feedback und praxisorientiertem Training.**"[135] In diesem Rahmen werden Fragestellungen zur beruflichen Aufgabe und Rolle sowie zur Persönlichkeit des Klienten bearbeitet. Im Coaching geht es gleichzeitig immer um zwei Perspekti-

---

134 Vgl. *Fischer-Epe, M.,* Coaching: miteinander Ziele erreichen, 2015, S. 9 f.
135 *Fischer-Epe, M.,* Coaching: miteinander Ziele erreichen, 2015, S. 17.

ven: die Person und die Rolle. Der Coach versucht Lösungen zu gestalten sowie Ziele zu erreichen, die den Rollenanforderungen gerecht werden und zur Person passen, ohne dass er als Experte Lösungen vorgibt. In diesem Sinne ist Coaching eine professionelle Reflexions- und Entwicklungshilfe mit dem Ziel, Handlungsalternativen und eigenständige, in der Selbstverantwortlichkeit des Klienten liegende Lösungen zu entwickeln. Der Coach begleitet den Dialog, der unter zwei Experten stattfindet. Der Klient ist der Experte für sein Leben sowie sein Arbeitsfeld, der Coach ist Experte für die Gesprächs- und Beratungsmethoden. Er hilft somit auf der Suche nach stimmigen Zielen, angemessenen Lösungen und fördert Zuversicht und die persönliche Entwicklung.[136]

2.2.2.3 Coaching-Verständnis nach Rauen

Coaching ist ein interaktiver und personenzentrierter Begleitungsprozess, in dem die aktuellen Anliegen des Klienten im Vordergrund stehen. Die Basis für einen tragfähigen Begleitungsprozess ist die Beziehung zwischen Coach und Klient. Sie beruht auf gegenseitiger Akzeptanz, Vertrauen und einer freiwillig gewünschten Beziehung, die eine Zusammenarbeit auf Augenhöhe ermöglicht. Der Coach ist kein ‚Besserwisser' und macht keine direkten Lösungsvorschläge. Er hilft, begleitet und regt den Klienten an, Ziele zu hinterfragen sowie eigene Lösungswege zu entwickeln. Somit ist Coaching eine individuelle Unterstützung auf Prozessebene. Es soll lösungsorientiert und zielfokussiert sein. (Problem-)Analysen sind bedeutend, doch der Schwerpunkt sollte auf ressourcenvollen Lösungen liegen, die dem Erreichen von selbstgewollten und realistischen Zielen des Klienten dienen. Durch Coaching sollen die Selbstreflexion sowie die -wahrnehmung, das Bewusstsein und die Verantwortung des Klienten gefördert werden (Hilfe zur Selbsthilfe), wodurch sich neue Gesichtspunkte ergeben und infolgedessen sich neue Handlungsmöglichkeiten entwickeln können. Das Ziel des Klienten ist die Verbesserung der Selbstreflexions- sowie der Selbstmanagementfähigkeiten, so dass der Coach nicht mehr benötigt wird.[137]

---

136 Vgl. *Fischer-Epe, M.*, Coaching: miteinander Ziele erreichen, 2015, S. 17–19.
137 Vgl. *Rauen, C.*, Was versteht man eigentlich genau unter Coaching?, 2020.

2.2.2.4 Coaching-Verständnis nach Wrede und Wiesenthal

Coaching kann ungenutzte Potenziale beim Klienten freisetzen und ihn dazu befähigen, Ergebnisse aus eigener Kraft zu erreichen. Durch die Aktivierung der bereits im Klienten angelegten Verhaltensoptionen wird es ihm ermöglicht, angelegte Denk- und Verhaltensoptionen freizusetzen und zieldienlich einzusetzen. Folglich wird hier von einer sog. Potenzialfreisetzung gesprochen. Aufgrund der Aktivierung und der durch den Klienten zur Entfaltung gebrachten Potenziale findet eine Erweiterung von Einstellung, Haltung sowie Verhalten statt. Diese Erweiterung beeinflusst auch die Einstellung gegenüber zukünftigen Herausforderungen, wodurch der Fokus mehr auf dem Lösungs- statt auf dem Problemdenken liegt und der Klient selbst zum Gestalter wird. Hierdurch steigert Coaching auch die Eigenverantwortlichkeit des Klienten, die sich in gewünschter Weise auf sein Umfeld auswirken kann.[138]

Coaching ist ein spezifisches Dialogformat, worin der Coaching-Dialog und der Gesamtprozess nach einer beliebig wiederholbaren Systematik abläuft. Dies ist auf messbare Ziele mit strengen Rollen- und Aufgabenverteilungen ausgerichtet und folgt einer eigenen Coaching-Dramaturgie. Dies bedeutet, dass es sich um einen Frage- und AntwortDialog handelt, worin keine Tipps sowie Handlungsanweisungen vorkommen. Die Fragen sollen den Klienten zum Denken und ganzheitlichen Reflektieren anregen. Somit entsteht ein rhythmischer Dreiklang zwischen Fragen-Schweigen-Mitteilung/Fragen-Schweigen-Mitteilung bis eine neue erweiterte Erkenntnis gefunden und formuliert wurde. Durch die präzise Zielformulierung und mit konkreten Zielerreichungsindikatoren, die zu Beginn der Zusammenarbeit festgelegt werden, entstehen mess- sowie überprüfbare Ziele. Diese kann der Klient nach Coaching-Abschluss zweifelsfrei und ohne eine zusätzliche Interpretation in Bezug auf den Erfolg überprüfen. Die Ziele im Coaching und in den einzelnen Sitzungen sowie die Themen werden vom Klienten vorgegeben. Dieser hat die Themenhoheit bzw. ist der Themenhalter und der Coach hat die Prozesshoheit. Somit ist der Coach für die Prozesssteuerung verantwortlich und beide begegnen sich als Partner und von vornherein auf Augenhöhe. Diese Aufgabenverteilung ist im Coaching-Prozess klar

---

138 Vgl. *Wrede, B. A./Wiesenthal, K.*, Coaching für Industrie 4.0, 2018, S. 6.

definiert. Der Klient beauftragt den Coach damit, sein Können und Wollen sowie eine erkenntnisfördernde Prozesskultur und befähigende Dialoge bereitzustellen, um den Klienten bei der Zielerreichung zu unterstützen.[139]

2.2.2.5 Coaching-Verständnis nach Meier und Janßen

„Coaching ist der durch die Werte Freiheit, Freiwilligkeit, Ressourcenverfügung und Selbststeuerung gebildete Kontext, in dem mit Hilfe des strukturierten Coachingprozesses in Bezug auf ein Thema, die Wahrnehmung erweitert, die Entscheidungsfähigkeit gefördert und Verhaltensalternativen ausgelöst werden, um eine emotional gewollte und nachhaltige Selbstlernkonzeption des Coachee, der Gruppe oder des Teams zu erreichen."[140]

2.2.2.6 Coaching-Verständnis nach Robert Wegener

Robert Wegener unternahm den Versuch einer Coaching-Definition und veröffentlichte diese 2019 in seinem Buch „Bedeutsame Momente im Coaching". In diesem präsentierte er im Rahmen seiner explorativen Untersuchung zur Weiterentwicklung der Prozessforschung eine zusammengefasste Coaching-Definition. Wegener analysierte systematisch bestehende Definitionen bekannter Autoren, wie Astrid Schreyögg, Siegfried Greif, Anthony Grant, Sir John Whitmore, Harald Geißler und Michael Loebbert. Diese genießen im Kontext des Coachings im wissenschaftlichen Diskurs Anerkennung bzw. werden in der Wissenschaft als bedeutend erachtet. Im Rahmen seiner Recherche musste er feststellen, dass keine einheitliche Coaching-Definition existiert. Nach seiner Recherche und Analyse stellte er u. a. seine Ergebnisse in Form einer tabellarischen Übersicht vor und leitete daraus eine für ihn stimmige Definition ab, die die Basis für seine weitere Untersuchung bildete. Da diese komprimierten Ergebnisse in tabellarischer Form eine wesentliche Übersicht anbieten, was Coaching ist, möchten die Autoren der Masterarbeit die Resultate Wegeners in der vorliegenden Arbeit hervorhe-

---

139 Vgl. *Wrede, B. A./Wiesenthal, K.*, Coaching für Industrie 4.0, 2018, S. 10 f.
140 *Meier, R./Janßen, A.*, Die Hamburger Schule - Definitionen Coaching, 2010.

ben.[141] In der folgenden Tabelle sind die Bestimmungsmerkmale des Coachings dargestellt, die Wegener analysiert hat.

Autoren/ Autorinnen	Bestimmungsmerkmale von Coaching
Schreyögg	- innovative Form der Personalentwicklung
	- Therapie gegen berufliches Leid und Maßnahme zur Förderung eines erfolgreichen und glücklichen Daseins
	- Maßnahme zur Stärkung der Selbstgestaltung im Berufsleben und zur Wiederherstellung der Selbstgestaltung
Greif	- intensive und systematische Förderung ergebnisorientierter Problem- und Selbstreflexionen sowie Beratung von Personen oder Gruppen
	- Form der Beratung zur Erreichung selbstkongruenter Ziele und zur Selbstveränderung und Selbstentwicklung
	- für die Behandlung psychischer Störungen ungeeignete Maßnahme
Grant	- collaborative and egalitarian relationship between a coach and a client
	- systematic process that focuses on collaborative goal setting to construct solutions and employ goal attainment process with the aim of fostering the on-going self-directed learning and personal growth of the client
Bachkirova, Cox und Clutterbuck	- human development process
	- structured, focused interaction and use of appropriate strategies, tools, and techniques
	- promoting desirable and sustainable change for the benefit of the coachee and potentially other stakeholder
Whitemore	- unlocking people´s potential to maximize their performance
	- helping to learn rather than teaching
Geißler	- bezogen auf die Lösungen offener Problemlösungsprozess
	- konsequent auf die Selbstbestimmung (Selbstwirksamkeit) bezogener Prozess
	- auf den aktuellen Problemlösungsunterstützungsbedarf bezogener Prozess (Aufklärungs-, Umsetzungs- und Transformationsunterstützungsbedarf)
	- zeitlich eng begrenzter Prozess
Loebbert	- persönliche Prozessberatung
	- auf den Leistungs- und Handlungsprozess der Klienten bezogene Beratung

Tabelle 2: Auswertung der Bestimmungsmerkmale von Coaching-Definitionen[142]

---

141 Vgl. *Wegener, R.*, Bedeutsame Momente im Coaching, 2019, S. 10–13.
142 In Anlehnung an: *Wegener, R.*, Bedeutsame Momente im Coaching, 2019, S. 14.

Aufgrund seiner Recherche und den analysierten Bestimmungsmerkmalen leitete Wegener folgende Coaching-Definition ab:

„Coaching als persönliche Form der Prozessberatung unterstützt Klientinnen und Klienten dabei, unter Berücksichtigung ihrer Talente und Fähigkeiten selbstkongruente Leistungs- und Handlungsziele zu identifizieren und/oder zu erreichen. Zu diesem Zweck werden Klientinnen und Klienten von Coaches dazu angeregt, notwendige Lernprozesse zu vollziehen, um zur Verbesserung ihrer Selbststeuerung und bezogen auf ihre Anliegen funktionale Deutungs- und Handlungsmuster auszubilden. Die Überwindung psychischer Störungen sowie reine Wissensvermittlung sind nicht Gegenstand von Coaching."[143]

2.2.3 Abgrenzung des Coachings zur Psychotherapie

Da Coaching keine Therapie sein soll, dürfen gesundheitliche Probleme rechtlich nicht Gegenstand sein. Eine scharfe Abgrenzung ist schwierig, da Coaches und Therapeuten größtenteils auf dieselben Verfahren und somit auf Methoden zugreifen, die aus dem Therapiebereich stammen. Im Sinne des Therapiegesetzes ist Coaching keine Therapie, weil es von einem *gesunden* Menschen ausgeht, der die Fähigkeit besitzt, Probleme selbst zu lösen. Dabei kann Coaching hilfreich sein.[144]

Die Grenzen zwischen Coaching und Psychotherapie sind teilweise fließend und nicht eindeutig. Ernsthafte Lebenskrisen, die nur noch durch Psychotherapie aufzufangen sind, wären vielleicht im Vorfeld durch gutes Coaching zu verhindern gewesen. Dagegen sind einige Psychotherapien, wenn es um eine Sinn- und Zielsuche sowie Lebenserfüllung geht, Lebensberatungen und Coaching. Eine Psychotherapie liegt spätestens dann vor, wenn Patienten an einer diagnostizierten und behandlungsbedürftigen psychischen Erkrankung mit Krankheitswert leiden. Der Krankheitswert bzw. was Krankheit ist, definieren Gremien in der Internationalen statistischen Klassifikation der Krankheiten und verwandter Gesundheitsprobleme (ICD) der Weltgesund-

---

143 *Wegener, R.*, Bedeutsame Momente im Coaching, 2019, S. 102.
144 Vgl. *König, E./Volmer, G.*, Handbuch Systemisches Coaching, 2019, S. 11 f.

heitsorganisation (WHO). Diesen rechtlichen Unterschied zwischen Beratung und Therapie, aber auch deren Berührungspunkte, sollte ein Coach kennen.[145]

Neben der Behandlung von Krankheiten mit dem Ziel der Gesundheit und der Befreiung von Symptomen mit Krankheitswert, unterscheidet sich die Therapie zum Coaching auch von der Tiefe der Ebene. In dieser Tiefenebene ist die rationale Kontrolle erheblich reduziert. Aus diesem Grund wird hier von der autonomen Körperreaktion gesprochen. Unter Umständen kann das in Therapieprozessen gezielt gefördert werden und sinnvoll sein. Dagegen besteht im Coaching die Intension, eine Klärung und Lösung für die punktuelle schwierige Situation herbeizuführen. Da die meisten Interventionsmethoden und Vorgehensweisen aus dem klinisch-therapeutischen Feld stammen, können sich diese im Coaching und in der Therapie ähneln.[146]

Die juristische Betrachtung ist komplizierter, da hier unterschiedliche Rechtskreise betroffen sind. In Deutschland ist die therapeutische Berufsausübung gesetzlich geschützt, mit Einschränkung der freien Berufsausübung im Bereich der Heilkunde. Der Coach darf nicht heilkundlich arbeiten, keine Störungen mit Krankheitswert (z. B. Depression) diagnostizieren oder vorgeben, diese zu heilen. Dazu muss dieser eine Approbation oder eine Heilpraktiker-Erlaubnis haben.[147]

2.2.4 Coaching-Themen

In diesem Kapitel werden mögliche Themenbereiche im Coaching aufgezeigt sowie Unterteilungen der Themen nach dem aufzubringenden Engagement dargestellt. Auch das Kriterium, ob es sich um einen beruflichen oder privaten Kontext handelt, wird berücksichtigt. Weiterhin wird im späteren Verlauf dieses Kapitels der Bezug von bestimmten Coaching-Themen hergestellt.

Auslöser für ein Thema ist ein sog. Anlass. Dieser beschreibt das eigentliche Ereignis bzw. einen oberflächlichen Grund. Damit wird

---

145 Vgl. *Migge, B.*, Handbuch Coaching und Beratung, 2018, S. 33–35.
146 Vgl. *Fischer-Epe, M.*, Coaching: miteinander Ziele erreichen, 2015, S. 185 f.
147 Vgl. *Webers, T.*, Systemisches Coaching, 2020, S. 9.

das Coaching angestoßen. Was genau verändert werden muss (das wirkliche Thema), ist den Klienten oft unbewusst. Dadurch kann sich das zu bearbeitende eigentliche Thema mehr oder weniger vom Anlass unterscheiden. Roth und Ryba haben hierzu bereits eine Übersicht der Gründe für die Inanspruchnahme von Coaching erstellt, basierend auf den Ergebnissen der ICF Global Consumer Awareness Study 2014, der Marburger Coaching-Studie von 2013 und der 12. Coaching-Umfrage Deutschland[148]. Demnach gehören die „Verbesserung der Work-Life-Balance" (ICF Global Consumer Awareness), die „Reflexion über das eigene (defizitäre) Führungsverhalten" (Marbuger Coaching-Studie 2013) oder „Persönlichkeits- und Potenzialentwicklung" (12. Coaching-Umfrage Deutschland), zu den häufigsten Coaching-Anliegen.

Auch in der RAUEN Coaching-Marktanalyse von 2020 haben sich ähnliche zentrale Themen bzw. Gründe für die Inanspruchnahme herauskristallisiert[149].

Weitere bedeutende und persönliche Themen sind, bspw. folgende: Sinnkrisen; Zeitmanagementprobleme; Partnerschaftskonflikte; neue Herausforderungen; Kommunikationsstörungen; Kreativblockaden; das Gefühl, unausgefüllt zu sein; die Suche nach neuen Zielen und Visionen; die Lust auf Veränderung oder widersprüchliche Ziele.[150] Diese werden im Handbuch von Migge abgebildet und verweisen, zusammen mit den Themen von Roth und Ryba sowie denen aus der RAUEN Marktanalyse 2020 auf die große Vielfalt der möglichen Themen im Coaching. Um dieser Bandbreite einen Überblick bzw. eine Struktur zu geben, werden am Coaching-Markt Klassifizierungen und Unterteilungen der Themenbereiche vorgenommen. Dadurch erhalten die Coaches die Möglichkeit, sich auf bestimmte Themenbereiche oder Methoden zu spezialisieren bzw. auszurichten.

Eine Klassifizierung, die den internationalen Entwicklungsstand berücksichtigt, ist die Unterteilung der Themenbereiche nach dem notwendigen Engagement. Dieses wird folgendermaßen eingeteilt[151]:

---

148 Vgl. *Roth, G./Ryba, A.*, Coaching, Beratung und Gehirn, 2016, S. 26 f.
149 Vgl. *Rauen, C.*, RAUEN Coaching-Marktanalyse 2020, 2020, S. 16.
150 Vgl. *Migge, B.*, Handbuch Coaching und Beratung, 2018, S. 41.
151 Vgl. *Roth, G./Ryba, A.*, Coaching, Beratung und Gehirn, 2016, S. 27.

- **Low-Engagement:** Die Themen sind eindeutig und konkret an die berufliche Rolle gebunden und benötigen weniger Zeit sowie Aufwand.
- **Average-Engagement:** mittleres Engagement
- **High-Engagement:** Hierbei geht es um Themen, die offener sind und persönliche sowie private Aspekte einbeziehen.

Somit findet international eine Unterteilung der Coachingthemen nach dem Level der Involvierung (Engagement) in das Skills Coaching, Performance Coaching und Development Coaching statt.[152]

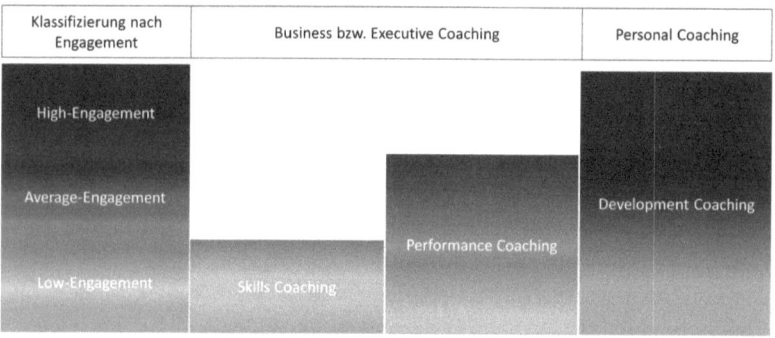

Darstellung 11: Coaching-Klassifizierung nach Engagement[153]

In den kommenden Abschnitten erfolgt eine Erläuterung der Begrifflichkeiten aus Darstellung 11 nach Roth und Ryba:[154]

2.2.4.1 Skills Coaching (Business Coaching):

- in Low-Engagement (geringes Engagement) eingestuft
- Dauer: meist einige Tage bis Wochen
- Konzentration auf spezifisches Verhalten

---

152 Vgl. *Roth, G./Ryba, A.*, Coaching, Beratung und Gehirn, 2016, S. 55.
153 In Anlehnung an:*Roth, G./Ryba, A.*, Coaching, Beratung und Gehirn, 2016, S. 27 f.
154 Vgl. *Roth, G./Ryba, A.*, Coaching, Beratung und Gehirn, 2016, S. 27 f.

- in der Regel für aktuelle oder zukünftige Funktionsrolle ein bis zwei Schlüsselfähigkeiten erlernen oder neue Verhaltensweisen entwickeln
- zum Beispiel lernen, Feedback zu geben oder aktiv zuzuhören

2.2.4.2 Performance Coaching (Business Coaching):

- Average-Engagement (mittleres Engagement) notwendig
- Dauer: meist mehrere Monate
- Fokus auf Optimierung der beruflichen Leistung
  - wahrgenommene Defizite oder Potenziale
- Beispiel: Entwicklung eines Führungsstils mit entsprechenden Kompetenzen oder der Umgang mit neuen beruflichen Aufgaben bzw. Positionen

2.2.4.3 Development Coaching (Personal Coaching):

- erfordert High-Engagement (höchstes Engagement), da es sich um eine stärkere ganzheitliche Perspektive handelt und der Coach mit intimeren, persönlicheren sowie professionelleren Fragen konfrontiert ist
- expliziter Persönlichkeitsbezug und Lebensthemen eines Menschen
- Ergründung persönlicher Werte und Motive
- Bearbeitung tiefliegender Muster und manchmal auch Thematisierung von Familienproblematiken
- Fokus: „auf den persönlichen Zielen, Gedanken, Gefühlen und Verhaltensweisen der Person und auf der Frage, wie sie ihr Leben in Richtung höherer Zufriedenheit und Effektivität verändern kann."[155]

Mit Blick auf die erläuterten Themenbereiche lassen sich diese zusammenfassend bezüglich der Entwicklung von Fähigkeiten (Skills), der Leistung (Performance) und der Person als Ganzes (Development) einteilen.[156]

---

155 *Roth, G./Ryba, A.*, Coaching, Beratung und Gehirn, 2016, S. 28 f.
156 Vgl. *Roth, G./Ryba, A.*, Coaching, Beratung und Gehirn, 2016, S. 29.

Da die Themen den verschiedenen Lebensbereichen, z. B. Beruf, Karriere, Führung, Partnerschaft, Familie, Sport, Lebensgestaltung und Spiritualität[157], zuzuordnen sind, erfolgt eine weitere Unterteilung der Themenbereiche im Coaching. Zum einen wird vom Business Coaching gesprochen, zum anderen vom Personal Coaching. Diese beiden Begriffe bzw. Unterteilungen sollen in den beiden folgenden Abschnitten erläutert werden.

2.2.4.4 Executive bzw. Business Coaching

Das sog. Business Coaching, das teilweise auch Executive Coaching genannt wird, fokussiert sich auf die beruflichen Themen bzw. steht in diesem Kontext. Es betrifft Bereiche wie die berufliche Rolle, Führung und Karriere. Vorwiegend handelt es sich um das Coaching von Mitarbeitern, Personen mit Führungs- und Steuerungsfunktionen, wozu auch Selbstständige und Experten zählen.[158]

Das Skills und Performance Coaching werden in den Bereich des Business Coachings eingeordnet, da entweder ein spezifisches Verhalten (Skills) im Zusammenhang mit der beruflichen Rolle oder die Optimierung der beruflichen Leistung (Performance) das Thema ist.

2.2.4.5 Personal Coaching

Das Personal Coaching, bei dem die privaten bzw. persönlichen Lebensthemen des Klienten im Fokus stehen, gehört, wie in Abschnitt 2.2.4.3 erläutert, zur Klassifizierung des High-Engagement und wird als Development Coaching bezeichnet.

Vom Personal Coaching wird gesprochen, wenn es um die Unterstützung von Personen mit persönlichen Anliegen und Themen, wie Work-Life-Balance, Neuorientierung, Familie und Partnerschaft geht.[159] Folglich wird die Gesamtpersönlichkeit des Klienten einbezogen und seine persönlichen Themen sowie die Ebene des Identitätserlebens werden angesprochen. Somit können Themen der Persönlichkeitsent-

---

157 Vgl. *Migge, B.*, Handbuch Coaching und Beratung, 2018, S. 30.
158 Vgl. *Migge, B.*, Handbuch Coaching und Beratung, 2018, S. 30.
159 Vgl. *Migge, B.*, Handbuch Coaching und Beratung, 2018, S. 30.

wicklung sowie das Arbeiten mit Emotionen Bestandteil der Arbeit sein. So sind bspw. Auseinandersetzungen mit Gefühlen, die Veränderung eines eingeschliffenen Fühl-Denk-Verhaltensprogramms, die Arbeit mit Glaubenssätzen sowie andere biografisch erlernte Muster, die als einschränkend wahrgenommen werden, Inhalte des Coachings.[160]

Bei der Entwicklung eines neuropsychologisch fundierten Coaching-Konzeptes für persönliche Veränderungsprozesse fällt der Fokus auf das sog. Development Coaching und gehört in den Bereich des Personal Coachings. Der Grund ist, dass es hier um die persönlichen Veränderungsprozesse des Klienten geht und somit der Fokus auf der Persönlichkeitsentwicklung liegt, nämlich den persönlichen Zielen, Gedanken, Gefühlen, Werten und Verhaltensweisen des Klienten. Welche typische Basis-Variante (Einzel-Coaching) für diese Art geeignet ist, wird in Abschnitt 2.2.6.1 beschrieben.

2.2.5 Coaching-Verfahren

Im Coaching-Format werden Verfahren bzw. Ansätze angewendet, die in der Praxis durch eine große Methodenvielfalt aus bestimmten therapeutischen Schulen kombiniert werden. In der Psychotherapie wird hierbei von Verfahren gesprochen. Damit sind Theoriesysteme gemeint, die Begriffe und Regeln vorgeben. Im Coaching-Ansatz wäre das folglich als theoretische Grundorientierung auf Interventionsebene zu definieren.[161]

Aufgrund der Kombination verschiedener Verfahren und Theoriesysteme entsteht eine Interdisziplinarität, die auf der einen Seite als Innovation betrachtet wird. Auf der anderen Seite entwickelt sich ein Spannungsfeld, da die Menschenbilder, Grundannahmen, Veränderungskonzepte und Zielvorstellungen der Theoriesysteme inkompatibel oder gegensätzlich sein können. Hier besteht die Gefahr, dass der Coach durch eine eklektische Vorgehensweise den Klienten verwirrt. Um dies zu vermeiden und Interventionen widerspruchsfrei einzusetzen, ist

---

160 Vgl. *Nicolaisen, T.*, Emotionen in Coaching und Organisationsberatung, 2019, S. 61.
161 Vgl. *Roth, G./Ryba, A.*, Coaching, Beratung und Gehirn, 2016, S. 30.

ein kohärentes Modell nötigt. Diese Ansätze, in denen auf verschiedene therapeutische Verfahren zurückgegriffen wird, existieren bereits im Coaching. Hierdurch kann es gelingen, anstatt einer eklektischen Vorgehensweise eine sinnvolle und integrative Vorgehensweise durchzuführen.[162]

Im Coaching kommt ein breites Spektrum von Ansätzen zum Einsatz, so z. B.[163]:

- psychodynamisch,
- systemisch,
- entwicklungsorientiert,
- kognitiv-behavioral,
- lösungsfokussiert und
- verhaltensorientiert.

Um die Jahrtausendwende zählten laut Roth und Ryba die folgenden fünf Coaching-Ansätze zu den bedeutendsten in Deutschland[164]:

- Systemische Therapie
- NLP
- Gestalttherapie
- Transaktionsanalyse (TA) und
- Psychoanalyse.

Globaler gesehen sind z. B. folgende Ansätze am weitesten verbreitet[165]:

- systemisch (Deutschland)
- NLP (Deutschland sowie englischsprachige Länder)
- lösungsfokussiert (Deutschland, Großbritannien) und
- kognitiv/verhaltenstherapeutisch (Großbritannien, Deutschland und USA).

Da diese zu den am weitesten verbreiteten Coaching-Ansätzen zählen, folgen in den kommenden Abschnitten Erläuterungen zu diesen Verfahren.

---

162 Vgl. *Roth, G./Ryba, A.*, Coaching, Beratung und Gehirn, 2016, S. 31.
163 Vgl. *Roth, G./Ryba, A.*, Coaching, Beratung und Gehirn, 2016, S. 34.
164 Vgl. *Roth, G./Ryba, A.*, Coaching, Beratung und Gehirn, 2016, S. 36.
165 Vgl. *Roth, G./Ryba, A.*, Coaching, Beratung und Gehirn, 2016, S. 38.

2.2.5.1 Der systemische Ansatz

Um den systemischen Begriff zu beleuchten, wird der Blick in die Vergangenheit gerichtet. Durch die Ende der 1940er Jahre entstandene Systemtheorie wurde deutlich, dass das lineare Ursachen-Wirkungs-Denken zum Lösen komplexer Anliegen nicht ausreicht. Komplexe Prozesse bestehen nicht nur aus einer Ursache, sondern sind ein wechselseitiges Zusammenspiel verschiedener Einflussfaktoren.[166]

Die heterogenen Wurzeln des systemischen Ansatzes gehen bspw. zurück auf die Doppelbindungstheorie (Gregory Bateson und Paul Watzlawick), die soziologische Systemtheorie (Luhmann), die weiterentwickelte Kybernetik (Heinz von Förster) und die biologische Systemtheorie (Humberto Maturana und Francisco Varela). Außerdem sind der radikale Konstruktivismus (Ernst von Glaserfeld), die physikalische bzw. biologische Systemtheorie bzw. Synergetik (Hermann Haken und Ludwig von Bertalanffy) sowie die systemische Familientherapie (Virginia Satir) zu nennen. Aufgrund dieser Konzepte werden Menschen als Systeme in einem Kontext gesehen. Dabei wird ein Problem nicht isoliert, sondern als Teil eines Gesamtsystems betrachtet. Es geht um das Zusammenspiel der Teilsysteme untereinander und um das mit dem Umfeld.[167]

Systemisches Coaching mit Blick auf das soziale System heißt, „Systemisches Coaching bedeutet, nicht nur auf die Einzelperson (den Coachee) zu schauen, sondern den Blick auf das soziale System zu richten!"[168]. Es gilt demnach, die Handlungen des Klienten nicht isoliert, sondern das Zusammenspiel des ganzen sozialen Systems zu sehen.

Ein weiterer Versuch, *systemisch* in Bezug auf das Coaching zu definieren, stammt von König und Volmer. Diese arbeiten mit der Metapher *des Blicks über den Tellerrand.*[169]

Mit einem Blick auf das soziale System und das Zusammenspiel der Einflussfaktoren besteht die These, dass Menschen von diesem System

---

166 Vgl. König, E./Volmer, G., Handbuch Systemisches Coaching, 2019, S. 17.
167 Vgl. Roth, G./Ryba, A., Coaching, Beratung und Gehirn, 2016, S. 38 f.
168 König, E./Volmer, G., Handbuch Systemisches Coaching, 2019, S. 22.
169 Vgl. König, E./Volmer, G., Handbuch Systemisches Coaching, 2019, S. 25.

abhängig sind, aber die Möglichkeit besitzen, es zu verändern. Die Abhängigkeit besteht aufgrund von Rahmenbedingungen, gesellschaftlichen Regeln und Gefangenheit in Regelkreisen, die nicht beliebig aufzulösen sind. Da der Mensch aber zugleich autonom ist, kann er Entscheidungen treffen, um Regelkreise zu durchbrechen sowie Regeln und Strukturen zu verändern. Er hat aber auch die Option, sein Bild der Wirklichkeit zu verändern und somit in einer Situation die Perspektive zu wechseln. Durch das systemische Coaching ergeben sich neue Perspektiven, Handlungs- bzw. Entscheidungsmöglichkeiten, da der Blick sowohl auf Abhängigkeiten als auch auf Handlungsmöglichkeiten gelenkt wird.[170]

Der systemische Ansatz ist ein Metamodell, das zur Auswahl situationsbezogener Interventionen dient. Somit handelt es sich nicht um einen instrumentalen Ansatz. Charakteristisch für diesen ist eine lösungs- und eine ressourcenorientierte Haltung. Durch die Denkmodelle, die der systemische Ansatz bietet, können systemische und interaktionelle Probleme analysiert und gelöst werden.[171]

2.2.5.2 Neurolinguistisches Programmieren

Das NLP basiert auf der Arbeit von John Grinder sowie Richard Bandler und ist von der kybernetischen Kommunikationstheorie (Gregory Batesons und die Palo-Alto-Gruppe) beeinflusst. Es gelang ihnen durch die Beobachtung erfolgreichen Therapeuten ihrer Zeit, Regeln und Muster abzuleiten, wodurch sie die Vorgehensweisen von Vorbildern erlernbar machten. Sie gingen davon aus, dass es einen Zusammenhang von neurophysiologischen Zuständen, Linguistik und den inneren Denkprogrammen gibt.[172]

---

170 Vgl. *König, E./Volmer, G.*, Handbuch Systemisches Coaching, 2019, S. 30.
171 Vgl. *Roth, G./Ryba, A.*, Coaching, Beratung und Gehirn, 2016, S. 39.
172 Vgl. *Roth, G./Ryba, A.*, Coaching, Beratung und Gehirn, 2016, S. 40 f.

Leitfragen, die sich Grinder und Bandler dabei stellten, waren:
- „Was macht einen guten Kommunikator so wirksam?
- Wie gehen Spitzenkönner der Kommunikation auf andere Menschen ein?
- Was machen sie automatisch und intuitiv richtig?"[173]

Die beiden Begründer, die 1975 das NLP entwickelten, gingen vom Grundgedanken aus, dass Veränderung für jeden Menschen möglich ist. Sie untersuchten die Verhaltensmuster erfolgreicher Kommunikatoren sowie Therapeuten, um Vorgehensweisen und effektive Muster für menschliche Veränderungen darzustellen.[174]

Dabei beobachteten und analysierten sie z. B. diese vier noch heute bekannten Psychotherapeuten und Forscher:[175] Virginia Satir (system- und entwicklungsorientierte Familientherapie), Milton Erickson (moderne Hypnotherapie), Fritz Perls (Gestalttherapie) und Gregory Bateson (Anthropologe, Systemtheoretiker und Systemtherapeut).

Sie endeckten Verhaltensmuster und Besonderheiten, die den Beobachteten selbst nicht bewusst waren. Neben den inhaltlich gesprochenen Sätzen und Fragen spielte auch die Art, wann und wie etwas gesagt wurde eine große Rolle (Tonfall, Körperausdruck, Mimik, Gestik, räumlicher Abstand und Winkel zum Klienten).[176]

Durch die Beobachtungen in den verschiedenen Bereichen (z. B. Familien,- Gestalt- und Hypnotherapie) konnten eine Anzahl von Faktoren für eine ineffiziente oder effiziente Kommunikation abgeleitet werden, worauf sich die Techniken des NLP aufbauen. Aufgrund dieser unbewussten Faktoren, die vom Gehirn und dort von den Gehirnzellen (Neuronen) mit Hilfe von innerlichen Sprachmustern gesteuert werden, nannten Bandler und Grinder diese Vorgehensweise neuro-linguistisch. Die Begrifflichkeit *Programmieren* kam im Sinne von Veränderung hinzu. Diese bezieht sich auf die Wahrnehmungsarten (z. B.

---

173 *Simon, W.*, GABALs großer Methodenkoffer, 2012, S. 79.
174 Vgl. *Eremit, B.*, Individuelle Persönlichkeitsentwicklung: Growing by Transformation, 2016, S. 25.
175 Vgl. *Meier, R./Janßen, A.*, CoachAusbildung - ein strategisches Curriculum, 2011, S. 489.
176 Vgl. *Meier, R./Janßen, A.*, CoachAusbildung - ein strategisches Curriculum, 2011, S. 489.

Bilder, Worte und Gefühle), die sprachlich gedeutet, verarbeitet und neurologisch gespeichert werden. Somit wird das Denken, Verhalten und Lernen von unbewussten neurolinguistischen Programmen gesteuert. Da diese Denkprozesse sowie die inneren Reaktionen erlernt sind, können wir diese auch wieder verändern und neu programmieren. Um dies zu ermöglichen, befasst sich das NLP mit dem Zusammenspiel von Körper, Sprache und Denken, was auch die Bestandteile des Namens ausdrücken sollen.[177]

Das Akronym und der Zusammenhang lauten wie folgt:[178]

- Neuro (Prozess im Nervensystem)
- Menschliches Verhalten besteht aus neurologischen Prozessen
- Die Verarbeitung von Sinnesreizen/Reizaufnahme erfolgt über Nerven und den Transport zum Gehirn zur Filterung und Verarbeitung der Reize.
- Verhalten entwickelt sich durch folgende Reize:
- Sehen (visuell), Hören (auditiv), Berühren (kinästhetisch), Riechen (olfaktorisch) und Schmecken (gustatorisch)
- Durch diese fünf Sinne, auch Repräsentationssysteme genannt, werden alle Informationen, Signale und Umweltreize gefiltert.
- Aufgrund des sensorischen Bezugsrahmens der Repräsentationssysteme (Sehen, Hören, Fühlen, Riechen, Schmecken) wirken sich Umweltreize sowie gedankliche Vorstellungen auf die neurologischen Ebenen des Menschen aus.[179]

---

177 Vgl. *Simon, W.*, GABALs großer Methodenkoffer, 2012, S. 79 f.
178 Vgl. *Simon, W.*, GABALs großer Methodenkoffer, 2012, S. 80 f.
179 Vgl. *Roth, G./Ryba, A.*, Coaching, Beratung und Gehirn, 2016, S. 40 f.

2.2 Theorieteil 2: Coaching Grundlagen

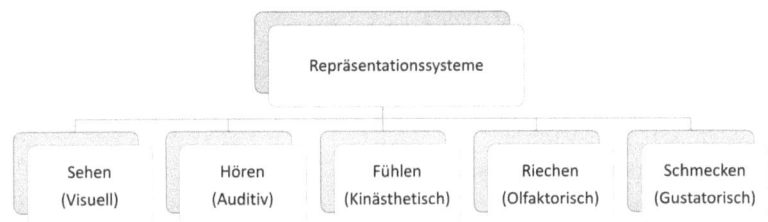

Darstellung 12: Repräsentationssysteme im NLP[180]

Die Repräsentationssysteme sind demnach Ebenen der Informationsverarbeitung, wodurch sinnliche Eindrücke in der verbalen und der nonverbalen Kommunikation sichtbar bzw. erkennbar werden.[181]
- Linguistisch (Sprache)
- Sprache ist ein individueller Ausdruck subjektiver Wahrnehmung.
- Sprache codiert und verknüpft Erfahrungen.
- Sie ermöglicht den Austausch mit anderen Menschen.
- Dazu gehört sowohl die Sprache der Worte als auch die Körpersprache und damit alles was Botschaften übermittelt.
- Programme (Denk- und Verhaltensmuster)
- Hiermit sind die Lernprozesse durch sinnvoll aufbauende Erfahrungen gemeint.

Zusammenfassend betrachtet Walter Simon in seinem Buch: „Neuro-Linguistisches Programmieren ist eine Sammlung von Verfahrensweisen zur Verbesserung der Kommunikation. Es beschreibt die Zusammenhänge zwischen Geist (Neuro) und Sprache (Linguistik) sowie die Auswirkungen ihres Wechselspiels auf Körper und Verhalten (Programmierung)."[182].

Hierdurch können die internen Organisations- und Verarbeitungsvorgänge neu programmiert werden, um unerwünschte Gefühlsreaktionen, unangebrachte Verhaltensweisen und problematische Überzeugungen (erlernte Verhaltensmuster) mit Lernstrategien zu verändern.

---

180 In Anlehnung an: *Sawizki, E. R.*, 30 Minuten NLP im Alltag, 2012, S. 12.
181 Vgl. *Roth, G./Ryba, A.*, Coaching, Beratung und Gehirn, 2016, S. 41.
182 *Simon, W.*, GABALs großer Methodenkoffer, 2012, S. 81.

2.2.5.3 Lösungsfokussierter Ansatz

Laut Roth und Ryba wurde der lösungsfokussierten Ansatz durch Milton Erickson Ende der 1960er Jahre, inspiriert[183] und laut Migge durch einen wesentlichen Impuls von Steve de Shazer 1968 als Begründer der lösungsorientierten Psychotherapie und Beratung weiterentwickelt.[184] Charakteristisch für diesen Ansatz ist die Ziel-, die Lösungs- und die Ressourcenfokussierung. Dagegen werden die Probleme und ihre Entstehung für die Lösung als nicht bedeutend erachtet. Es wird davon ausgegangen, dass die Klienten die Lösungen in Form von Ressourcen bereits in sich tragen, die zu identifizieren und zu verstärken sind. Im Vordergrund stehen kleine handlungsorientierte Entwicklungsschritte in Zielrichtung sowie die Suche nach Ausnahmen des Problemerlebens und der Ausbau bereits erfolgter Veränderungen. Die Haltung ist durch Wachstumserwartung, Eigenverantwortung und Ressourcenorientierung geprägt.[185]

Auch Steve de Shazer lehnte im Rahmen seiner Kurzzeittherapie eine Betrachtung der Probleme oder das Forschen nach Ursachen ab und konzentrierte sich von Anfang an auf Ressourcen und Lösungen. Aus kulturellen Hintergründen kommt diese Vorgehensweise im deutschsprachigen Raum meist in abgemilderter Form zur Anwendung, da Fachleute und Klienten empfanden, dass das Problem des Klienten kurz angesprochen werden sollte und somit mindestens eine Würdigung des Problems stattfindet. Hierdurch hat sich eine kurze Problemanalyse im deutschsprachigen Raum etabliert, aber der Fokus beim lösungsfokussierten Ansatz sollte im Coaching größtenteils auf die Ziele und die Kompetenzen ausgerichtet sein.[186]

2.2.5.4 Verhaltenstherapeutische Ansätze

Das Ziel von Coaching ist es, ein Verhalten zu ändern, das durch das umfangreiche Methodenrepertoire verhaltenstherapeutischer Ansätze ermöglicht wird. In diesem Zusammenhang hat sich nach Roth und

---

183 Vgl. *Roth, G./Ryba, A.*, Coaching, Beratung und Gehirn, 2016, S. 43 f.
184 Vgl. *Migge, B.*, Handbuch Coaching und Beratung, 2018, S. 294 f.
185 Vgl. *Roth, G./Ryba, A.*, Coaching, Beratung und Gehirn, 2016, S. 43 f.
186 Vgl. *Migge, B.*, Handbuch Coaching und Beratung, 2018, S. 295.

Ryba auch das sog. GROW-Modell (Goal, Reality, Options, Will and What next) von Whitmore weit verbreitet. Es wird in Abschnitt 2.2.8.4 erläutert. Die VT und die KVT haben ihren Ausgangspunkt in der Überzeugung, dass psychische Störungen Ergebnisse falsch gelaufener (nichtadaptiver) Lern- sowie Konditionierungsprozesse sind, die wiederum durch passende adaptive Lern- und Konditionierungsprozesse korrigiert werden können. Zum Beispiel ist das der Fall bei fehlerhaften Generalisierungen von einmaligen Ereignissen (ein aggressiver Hund = alle Hunde sind aggressiv; ein einmaliges Prüfungsversagen wird auf alle Prüfungen übertragen) oder beim Festhalten an Verhaltensweisen, die sich zwar einmal als vorteilhaft erwiesen haben, es nun aber nicht mehr sind. In der klassischen VT liegt dabei der Schwerpunkt nicht auf der Klärung der Störungsursache, sondern auf direkten Verhaltensänderungsmaßnahmen. Heute sind Forschende der Meinung, dass es zwar genetisch bedingte Vorbelastungen für eine gegenwärtige Störung geben kann, aber deren Bedeutung wird als gering erachtet. So wird davon ausgegangen, dass Störungen durch Umlernen veränderbar sind. In der VT wird vom *Hier und Jetzt* ausgegangen, was bedeutet, dass es gleichgültig ist, welche Ursache der Störung zu Grunde liegt. Eine Analyse wird zwar vorgenommen, aber es kommt darauf an, die Störung durch geeignete Umkonditionierungsmaßnahmen zu beseitigen.[187] Hierzu zählt z. B. die Konfrontationsmethode innerhalb der VT.

2.2.6 Coaching-Varianten

In diesem Kapitel sollen die Varianten erwähnt werden, die sich bis heute entwickelt haben. In Deutschland wird am häufigsten das Einzel-Coaching angewendet[188], das auch die Coaching-Marktanalyse 2020 abbildet. In dieser sind die Varianten aufgeführt, nämlich Einzel-, Team-, Gruppen-, Organisations- und Projekt-Coaching. Das Ranking wird von der Variante des Einzel-Coachings dominiert. Danach folgt

---

187 Vgl. *Roth, G./Ryba, A.*, Coaching, Beratung und Gehirn, 2016, S. 45 f.
188 Vgl. *Roth, G./Ryba, A.*, Coaching, Beratung und Gehirn, 2016, S. 51.

das Team- und das Gruppen-Coaching, vergleichsweise selten kommen Organisations- und Projekt-Coachings zum Einsatz.[189]
Neben den im vorherigen Abschnitt erwähnten Coaching-Varianten zählen Roth und Ryba noch folgende Varianten dazu:[190]
– Selbst-, Peer-, Vorgesetzten-Coaching, Coaching-Führungsstil und Coaching-Kultur.

Da in der Masterarbeit auf die persönlichen Veränderungsprozesse Bezug genommen wird und das Einzel-Coaching hierfür die geeignetste Variante ist, konzentrieren sich die Autoren auf diese Variante des Einzel-Coachings und betrachten sie näher.

2.2.6.1 Das Einzel-Coaching

In Deutschland steht das Einzel-Coaching im Mittelpunkt.[191] Der traditionelle Coaching-Prozess läuft im Einzel-Coaching ab, also zwischen dem Coach und dem Klienten. Er besteht aus dem klassischen Setting einer Sitzung.[192]

Wenn über Coaching gesprochen wird, ist damit meistens das Einzel-Coaching gemeint. Dieses Setting bietet die größte Sicherheit einer vertraulichen und diskreten Auseinandersetzung mit persönlichen Anliegen. Da auch bei der beruflichen Rolle immer persönliche Aspekte einfließen, sind berufliche und private Themen eng miteinander verbunden. Daher können diese beiden Themenbereiche im Einzel-Coaching und bei einer entsprechenden Qualifikation des Coaches intensiver und persönlicher bearbeitet werden. Somit besteht die Option, auch Themenfelder auf der persönlichen Ebene in das Coaching einfließen zu lassen, z. B.:[193]

– Wertehaltungen (ethische Fragestellungen)
– Balance zwischen privater und beruflicher Rolle

---

189 Vgl. *Rauen, C.*, RAUEN Coaching-Marktanalyse 2020, 2020, S. 16.
190 Vgl. *Roth, G./Ryba, A.*, Coaching, Beratung und Gehirn, 2016, S. 53.
191 Vgl. *Roth, G./Ryba, A.*, Coaching, Beratung und Gehirn, 2016, S. 54.
192 Vgl. *Webers, T.*, Systemisches Coaching, 2020, S. 135.
193 Vgl. *Lippmann, E./Pfister, A./Jörg, U.*, Handbuch Angewandte Psychologie für Führungskräfte, 2019, S. 475 f.

- Themenbearbeitung: Privatumfeld und berufliche Rollenübernahme
- Persönliche Sinnkrisen, Selbstzweifel und Motivationsprobleme (Emotionsarbeit)
- Persönlichkeitsentwicklung (Weiterentwicklung vorhandener Potenziale)

Das Einzel-Coaching bildet in diesem Zusammenhang die Basis-Variante für die erläuterten Kapitel 2.2.4.3 (Development Coaching) sowie 2.2.4.5 (Personal Coaching). In diesem Setting wird die Gesamtpersönlichkeit des Klienten einbezogen und somit kann eine vertrauensvolle Betrachtung seiner persönlichen Themen einfließen.

Wrede und Wiesenthal bezeichnen das Einzel-Coaching als *1:1-Dialog*, der entweder gemeinsam an einem Sitzungsort oder z. B. per Videokonferenz zwischen dem Klienten und dem Coach stattfindet.[194]

2.2.7 Coaching-Zielgruppen

Eine Zielgruppe ist eine Gruppe von Personen, auf die ein Coaching zugeschnitten ist. Diese kann eng oder weitläufig definiert sein, z. B.:[195]

- große Unternehmen, Konzerne, mittelständische Unternehmen, Schulen oder Krankenhäuser,
- Zielgruppen in Organisationen wie Führungskräfte, Mitarbeiter, Vertrieb, Schulleitungen, Pflegedienst in Krankenhäusern oder
- Privatpersonen.

Folgende Zielgruppen wurden in der RAUEN Coaching-Marktanalyse analysiert[196]:

- Top-Management, mittleres und unteres Management
- Projektleiter
- Teams
- Mitarbeiter ohne Führungsverantwortung
- Unternehmer/Eigner

---

194 Vgl. *Wrede, B. A./Wiesenthal, K.*, Coaching für Industrie 4.0, 2018, S. 40.
195 Vgl. *König, E./Volmer, G.*, Handbuch Systemisches Coaching, 2019, S. 35.
196 Vgl. *Rauen, C.*, RAUEN Coaching-Marktanalyse 2020, 2020, S. 39.

- Gründer
- Freiberufler
- Privatpersonen
- Studierende
- Schulpflichtige

2.2.8 Coaching-Prozess

Um im nachfolgenden Abschnitt den Coaching-Prozess in seiner Abfolge darzustellen, beschäftigen sich die Autoren dieser Arbeit vorher mit dem Begriff *Prozessberatung* in Verbindung mit *Coaching*.
Bei der Prozessberatung behält der Klient die volle Verantwortung für sein Thema. Er wird darin unterstützt, seine zur Verfügung stehenden Ressourcen zu aktivieren und erarbeitet mithilfe des Coaches angemessene Lösungsmöglichkeiten. Der Coach hilft dabei, das Problem zu definieren und trägt damit die Verantwortung für den Prozess.[197]

Beim prozessorientierten gilt als Basis, dass der Klient ein Experte ist und über alle Informationen sowie Ressourcen verfügt. Der Coach verhält sich daher inhaltlich abstinent und agiert nicht als ‚Besserwisser'. Er berät den Klienten auf seinem Weg mit methodischem Wissen, um eine zielführende Lösung zu finden. Durch dieses methodische Wissen kann der Coach dem Klienten Optionen und neue Perspektiven aufzeigen, diese reflektieren und stimulieren. Es ist eine Beziehung auf Augenhöhe oder auch ein Dialog zwischen zwei Experten, die die Lösung in Koproduktion finden.[198]

Der traditionelle Coaching-Prozess läuft zwischen dem Coach und dem Klienten (Einzel-Coaching) ab und besteht aus dem klassischen Setting einer Sitzung. Dabei sind weitere Varianten (Selbst-, Team- oder Gruppen-Coaching; intern oder extern; Online-Coaching) denkbar und üblich.[199] Der Prozess ist vielfältig gestaltbar und bekommt erst durch die Ableitung einer Coaching-Architektur, die aus der Ziel-

---

197 Vgl. *Lippmann, E./Pfister, A./Jörg, U.*, Handbuch Angewandte Psychologie für Führungskräfte, 2019, S. 465.
198 Vgl. *Webers, T.*, Systemisches Coaching, 2020, S. 70.
199 Vgl. *Webers, T.*, Systemisches Coaching, 2020, S. 135.

setzung entsteht, eine Stringenz und eröffnet den Rahmen für ein passendes Design und die Methodenauswahl.[200]

Im Coaching geht es darum, den Klienten zu fördern, seine Probleme selbst zu lösen. Das heißt, die Intention ist, den Klienten im Problemlösungsprozess zu unterstützen. Dabei gilt es,[201]

- die Ausgangssituation (das eigentliche Problem) zu klären und zu verstehen.
- sich über seine Ziele klar zu werden.
- neue Lösungsmöglichkeiten zu finden.
- eine Entscheidung zu treffen und einen Handlungsplan zu entwickeln.

Um diese Problemlösungsstruktur für die Masterarbeit nutzen zu können, erfolgt in den nächsten Kapiteln zunächst eine Recherche, Analyse und Darstellung verschiedener Coaching-Prozesse. Auch hier bildet die Basis der Recherche, wie in Kapitel 2.2.2, dass verschiedene Prozesse bekannter Autoren recherchiert wurden, die durch ihren Bekanntheitsgrad, durch die Häufigkeit an Erwähnungen in Publikationen sowie durch Buchempfehlungen wahrgenommen werden und denen Anerkennung zugesprochen wird. Anschließend folgt eine stichpunktartige Zusammenfassung der Gemeinsamkeiten und der Unterschiede der Prozesse. Aufgrund dieser Zusammenfassung entsteht anschließend ein aus der Sichtweise der Autoren abgeleiteter Coaching-Prozess, der die Basis für die weitere Bearbeitung des Ergebnisteils der Masterarbeit bildet.

2.2.8.1 Der Coaching-Prozess (Radatz)

Dieser Prozess folgt einem klaren strukturierten Ablauf, der in acht Phasen aufgeteilt ist. Die folgende Tabelle soll diese verdeutlichen.

---

200 Vgl. *Webers, T.,* Systemisches Coaching, 2020, S. 103.
201 Vgl. *König, E./Volmer, G.,* Handbuch Systemisches Coaching, 2019, S. 49.

2. Stand der Forschung

Phase		Ziel der Phase
1	Einstieg ins Coaching	- Vertrauen finden
		- Erklärung des Ablaufs
2	Problemschilderung	„Hilf mir, mein Problem zu verstehen" und Problemeingrenzung
3	Vom Problem zum Ziel	- Ziele formulieren
4	Auftragsgestaltung	- Aufgaben- und Rollenverteilung für Coach und Klient
5	Lösungsfokussierung	- Kriterien für eine gute Lösung finden
6	Lösungsgestaltung	- Kriterien zu tatsächlichem Lösungshandeln verbinden
		- Lösungsbild auf Auswirkungen in beschriebenen Situationen prüfen
7	Bildung konkreter Maßnahmen	- Festlegung: Wer tut was (bis) wann und wer kontrolliert Ergebnisse?
		- auf den Leistungs- und Handlungsprozess der Klienten bezogene Beratung
8	Abschluss des Coaching	- Feedback an Coach über wahrgenommene Qualität des Coachings

Tabelle 3: Der Coaching-Prozess (Radatz)[202]

Um die Bedeutung der Phase 1 hervorzuheben, weil sie für den gesamten Coaching-Prozess bestimmend ist, werden die Ziele dieser Phase erläutert.

Phase 1 ist der Einstieg in den gesamten Prozess bzw. in das Coaching-Gespräch. Damit bauen alle weiteren Phasen auf diesem Schritt auf. Es ist der erste Kontakt, die ersten Minuten zwischen Klient und Coach. Hier bietet sich die Möglichkeit an, Vertrauen (Klienten-Coach-Beziehung) zueinander sowie für den Prozess aufzubauen. Weiterhin werden grundlegende Aspekte wie Rahmenbedingungen und Spielregeln für den gesamten Verlauf geklärt. Durch einen vertrauensvollen Einstieg in das Gespräch (Prozess) und die Aufklärung, was passieren wird (Ablaufprozess), ist die Warmlaufphase für das Wohlbefinden des Klienten und das Einlassen in den Prozess sehr bedeutsam.[203]

---

202 In Anlehnung an:*Radatz, S.*, Beratung ohne Ratschlag, 2015, S. 166.
203 Vgl. *Radatz, S.*, Beratung ohne Ratschlag, 2015, S. 119.

2.2.8.2 Der Coaching-Prozess (Wrede und Wiesenthal)

Phase		Ziel der Phase
1	Coachingauftakt/ Sitzungsauftakt	- Coachingvereinbarung abschließen
		- Erste Interventionen, um zweifelsfreie Erfolgserwartung des Klienten zu mobilisieren
		- Sitzungsziel abstimmen
2	Coachingverlauf/ Interventionsphase	- Coachingdialoge zur Förderung neuer Erkenntnisse und Potentialfreisetzung
		- Denk- und Reflexionsanregungen bieten
3	Coachingabschluss/ Abschlussphase	- Dialoge zur Coachingbilanz und Auflösung der Arbeitsbeziehung
		- Sitzungsergebnis bilanzieren und Sitzung als abgeschlossen erklären

Tabelle 4: Der Coaching-Prozess (Wrede und Wiesenthal)[204]

Aus der Sicht von Wrede und Wiesenthal setzt sich der Coaching-Prozess aus folgenden drei Phasen zusammen:[205]

Coaching-Auftakt = Sitzungsauftakt: Hier wird die Coaching-Vereinbarung abgeschlossen und das Sitzungsziel bzw. Themen werden abgestimmt. Außerdem erfolgen erste Interventionen, um die Erfolgserwartung des Klienten zu aktivieren.

Coaching-Verlauf = Interventionsphase: Die Dialoge zur Erkenntnisgewinnung finden in dieser Phase statt und die Potenzialfreisetzung wird eingeleitet. Der Coach bietet Denkanregungen an und fördert in den abgestimmten Themen die Reflexion.

Coaching-Abschluss = Abschlussphase: In den Dialogen liegt der Fokus auf der Coaching-Bilanz und der Auflösung der Klienten-Coachbeziehung. Der Klient bilanziert das Sitzungsergebnis und beide erklären die Sitzung für beendet.

---

204 In Anlehnung an: Wrede, B. A./Wiesenthal, K., Coaching für Industrie 4.0, 2018, S. 12 f.
205 Vgl. Wrede, B. A./Wiesenthal, K., Coaching für Industrie 4.0, 2018, S. 12 f.

2.2.8.3 Der Coaching-Prozess (Fischer-Epe)

Fischer-Epe teilt den Coaching-Prozess in drei Phasen auf. Das ist im Vorfeld die Auftragsklärung zur ersten Überprüfung der angestrebten Ziele. Zudem ist zu klären, ob diese im Coaching angemessen erreicht werden können oder flankierende Absprachen sowie andere Maßnahmen zu treffen sind. Dies ist grundlegend, wenn das Unternehmen das Coaching finanziert und es mit expliziten oder impliziten Aufträgen empfohlen oder verordnet wurde. Nach dieser Phase folgt die eigentliche Coaching-Phase (das Coaching-Gespräch) und abschließend die Auswertung, um zu überprüfen, inwieweit die angestrebten Ziele erreicht werden konnten.[206]

	Phasen	Ziel der Phase
1	Auftrag klären	- Ziele klären
		- Dreiecksverhältnis hinterfragen
		- Hintergrundinformationen hinterfragen
		- Rahmenbedingungen für Beratung klären
		- Selbstklärung und persönliches Feedback
2	Coaching-Gespräche (Phase des Gespräches)	- Kontakt finden
		- Situation und Ziele herausarbeiten
		- Lösungen entwickeln
		- Transfer sichern
3	Coaching-Prozess auswerten	- Auswertung mit Klienten
		- Auswertung mit Auftraggeber
		- Firmeninterne Auswertung von Coaching-Maßnahmen

Tabelle 5: Der Coaching-Prozess (Fischer-Epe)[207]

---

206 Vgl. *Fischer-Epe, M.*, Coaching: miteinander Ziele erreichen, 2015, S. 25.
207 In Anlehnung an:*Fischer-Epe, M.*, Coaching: miteinander Ziele erreichen, 2015, S. 187–228.

2.2.8.4 Der Coaching Prozess und das GROW-Modell (Whitmore)

Das Modell von Whitmore beinhaltet vier Phasen und die Bezeichnung GROW steht für[208]:
- **G**oal (Orientierungsphase),
- **R**eality (Klärungsphase)
- **O**ptions (Lösungs- oder Veränderungsphase)
- **W**ill and What next (Abschlussphase)

Die folgende Tabelle stellt den Problemlösungs- dem Coaching-Prozess gegenüber. Darin sind die Phasen erläutert.

Problemlösungsprozess / Phasen	Coachingprozess (GROW-Modell) / Ziel der Phase
1 Klärung des Ziels	**G**oal: Orientierungsphase
	- Was ist das Thema des Coachings?
	- Was ist das Ziel?
	- Was soll am Schluss erreicht sein?
2 Klärung der IST-Situation	**R**eality: Klärungsphase
	- Wie ist die gegenwärtige Situation?
	- Was ist erreicht bzw. nicht erreicht?
	- Wo genau liegen die Probleme?
	- Was hat zu der gegenwärtigen Situation geführt?
	- Was sind mögliche zukünftige Szenarien?
3 Sammlung von Lösungsmöglichkeiten	**O**ptions: Lösungs- und Veränderungsphase
	- Was sind Handlungsmöglichkeiten?
	- Was sind jeweils Vor- und Nachteile?
4 Festlegung des Handlungsplans	**W**ill and What next: Abschlussphase
	- Was ist das Ergebnis?
	- Was sind die nächsten Schritte?

Tabelle 6: Der Coaching-Prozess und das GROW-Modell von Whitmore (König/ Volmer)[209]

---

208 Vgl. *König, E./Volmer, G.*, Handbuch Systemisches Coaching, 2019, S. 50.
209 In Anlehnung an:*König, E./Volmer, G.*, Handbuch Systemisches Coaching, 2019, S. 50.

2.2.8.5 Der Coaching-Prozess und die sechs Phasen der Beratung (Lippitt, G.L. und Lippitt, R.)

Da Coaching als Beratungsformaten gilt, werden auch die sog. *sechs Phasen der Beratung* betrachtet, die in der folgenden Tabelle erläutert werden.

Phasen	Ziel der Phase
1 Kontakt und Einstieg	- Kontaktaufnahme
	- Hilfe beim Erkennen und Klären des Veränderungszieles
	- Untersuchung der Veränderungsbereitschaft
	- Untersuchung der Möglichkeit zur Zusammenarbeit
2 Formulierung des Kontrakts und Aufbau einer Arbeitsbeziehung	- Welche Ergebnisse werden angestrebt?
	- Wer soll was tun?
	- Zeitperspektive und Verantwortlichkeit
3 Definition des Problems und diagnostische Analyse	- Kraftfeldanalyse und Bestimmung der Handlungsziele
4 Zielsetzung und Vorgehenspläne	- Planung von Zielen
5 Durchführung und Erfolgskontrolle	- Erfolgreiches Handeln
	- Auswertung und Feedback
	- Überdenken der Vorgehensweise und Beschaffung zusätzlicher Mittel (Ressourcen)
6 Sicherung der Kontinuität	- Die Kontinuität unterstützen
	- Pläne für das Ende der Zusammenarbeit

Tabelle 7: Der Coaching-Prozess und die sechs Phasen der Beratung (Lippitt, G.L. und Lippitt, R.)[210]

---

210 In Anlehnung an:*Lippitt, G. L./Lippitt, R.*, Beratung als Prozess, 2015, S. 18–49.

2.2.8.6 Der Coaching-Prozess und die acht Coaching-Schritte (Migge)

Migge teilt seinen Prozess in acht Schritte ein, der im Folgenden abgebildet wird:

	Schritte	Ziel der Phase
1	Passen wir für die Arbeit zusammen? (Matching)	Passen Angebot und Nachfrage zusammen?
		- Erwartungen Klient und Coach
		- Passt der Mensch (Person) zu mir?
		- Passt das Anliegen zu uns beiden?
		- Knappe Abstimmung zu Ziel und Lösung
2	Mandat und Vertragsgestaltung (Mandat)	Psychologischer und Dienstleistungsvertrag
		- Strukturierung der Zusammenarbeit
		- Wo soll sie stattfinden?
		- Kostenübersicht
		- Rahmenbedingungen/ Umgang
3	Ziel- und Auftragsklärung (Auftrag)	Veränderungsziel/ Messkriterien für Erfolg definieren
		- Worum soll es genau gehen?
		- Problem? Thema?
		- Was sind Ressourcen?
		- Mitspieler?
		- Biografische Bezüge oder Muster?
		- Wie wirkt sich Anliegen im hier und jetzt aus?
		- Umstände oder Situation des Anliegens?
		- Wohin soll es gehen?
		- Was genau soll das Ziel sein?
		- Stimmigkeit des Zieles?
4	Themen und Aufgaben werden gesammelt (Analyse)	Hintergründe, Vernetzung, Bedürfnisse verstehen
		- Hintergründe des Auftrags werden genau gehört, angeschaut, nachgestellt, empfunden, bedacht, analysiert.
		- Störungen, Vorwürfe, Hoffnungen, Bedürfnisse, Ziele, Ressourcen werden genau betrachtet.
		- Welche Themen und Überschriften sollen bearbeitet werden?
5	Partnerschaftliche Planung der gemeinsamen Zeit (Planung)	Kooperative Planung möglicher Veränderungsschritte
		- Welche Themen in welcher Reihenfolge bearbeiten?
		- Welche Tools, Übungen, Veränderungen, Handlungen sollen eingesetzt werden, um zielführend vereinbarte Veränderungsziele zu erreichen?
6	Interventionsphase (Interventionen)	Methoden und Tools
		- Themen werden angegangen und die unterschiedlichsten Arbeitsschritte durchgeführt
		- Phase, in der die meisten „Tools" zum Einsatz kommen.
7	Rückkopplungsschleifen und Praxistransfer	Anwendung neuer Kompetenzen
		- Erprobung von Ergebnissen und Erkenntnissen oder Handlungsoptionen aus der Interventionsphase durch Klienten im Alltag.
		- Erfahrungen aus Veränderungsproben werden erneut erkundet und führen zu veränderten Interventionen. (Schritt 6)
		- Immer wieder Überprüfung ob geplante Veränderungen oder Interventionsschritte noch stimmig sind.
8	Ende, Evaluation und Qualitätssicherung (Beendigung)	Klienten „freilassen"/ Evaluation
		- Auswertung der gemeinsamen Arbeit, Ergebnisse und der Qualität
		- Coach nutzt Rückmeldung für zukünftige Verbesserung seiner Arbeit.

Tabelle 8: Der Coaching-Prozess und die acht Coaching-Schritten (Migge)[211]

2.2.8.7 Der Coaching-Prozess und die typischen Phasen eines Coachings (Lippmann)

Im Prozess von Lippmann werden sechs Phasen beschrieben.

Phasen	Ziel der Phase
1 Einstiegs- und Kontaktphase mit Kontextklärung	- Kontaktaufnahme, Kennenlernen
	- Klärung Voraussetzungen und Grundlagen gegeben
	- Benennung der Erwartungen
	- Klärung weitere Zusammenarbeit
2 Vereinbarungs- und Kontraktphase, Aufbau einer Arbeitsbeziehung	- Detaillierte Vereinbarung
	- Prozessbeschreibung klar und nachvollziehbar gestalten und somit transparent zu machen (Vertrauensaufbau)
	- Prüfung/ Klärung der Erwartungen
	- Ist Coach für Anliegen des Klienten geeignet?
	- Klärung der Rollen und Verantwortlichkeiten (Kooperation)
	- Rahmenbedingungen
3 Ziele (Soll) und Situation (Ist) herausarbeiten	- Anliegen des Klienten verstehen
	- Unterstützung bei Konkretisierung der Zielformulierung
4 Lösungen entwickeln	- Bisherige Lösungsversuche
	- Fokussierung Ausnahmen und Lösungserleben
	- Lösungsideen sammeln und Optionen prüfen
	- Lösungsgestaltung; Kosten-Nutzen-Analyse
	- Ambivalenz-Coaching/ neue Zielentwicklung, falls nötig
5 Transfer sichern: Entwickeln klar überprüfbarer, nächster Schritte	- Festlegung nächster Schritte
	- Maßnahmen und konkrete Handlungspläne
	- Vorschlag Hausaufgaben
6 Auswertung und Abschluss	- Auswertung der Sitzung, Reflektion Coachingprozess
	- Verabschiedung

Tabelle 9: Der Coaching-Prozess und die typischen Phasen eines Coachings (Lippmann)[212]

2.2.8.8 Der Coaching-Prozess und das COACH-Modell (Rauen und Steinhübel)

Dieses Strukturmodell besteht aus fünf Phasen und soll als roter Faden dienen, sowohl auf der Meta- (Gesamtprozess über mehrere Sitzungen), als auch auf der Mikroebene (die einzelne Coaching-Sitzung). Es kann in komplexen Beratungssituationen Orientierung geben und

---

211 In Anlehnung an:*Migge, B.*, Handbuch Coaching und Beratung, 2018, S. 58 f.
212 In Anlehnung an:*Lippmann, E.*, Coaching, 2013, S. 38–49.

macht den Coaching-Prozess steuerbar.[213] Die folgende Tabelle erläutert das COACH-Modell.

Phasen	Ziel der Phase
1 <u>C</u>ome togehter	Kennlern- und Kontaktphase:
	- Kontaktaufnahme
	- Akquisition durch Coach
	- Klient in Vorklärungsphase- ob Coaching sinnvoll und angemessen
	- Entscheidungs- und Klärungsprozess
	- Erste Interventionen legen Grundlage für Beratungsbeziehung
2 <u>O</u>rientation	Inhaltliche Orientierung:
	- Kennenlernen von Coach und Klienten
	- Beziehungsklärung wächst
	- Beratungsbeziehung wird tragfähiger
	- Klärung Vorgehensweise
	- Erste Sichtung der Klientenanliegen (oftmals Oberflächenthemen)
3 <u>A</u>nalysis	Untersuchung des Klientenanliegens und des Klientenumfelds:
	- Genauere Analyse der Themen bzw. Oberflächenthemen (weitere verborgene Anliegen)
	- Grundlage bildet die Orientierungsphase
	- Jetzt präzise Herausarbeitung der eigentlichen Klientenanliegen
4 <u>C</u>hange	Veränderungsphase:
	- Eigentliche (bewusste) Veränderungsphase im Coaching (sichtbare Veränderungen)
	- Baut auf die wichtigen vorherigen Phasen auf (Veränderungen meist schon in den Vorphasen begonnen)
	- Jetzt bewusst thematisiert und fokussiert
5 <u>H</u>arbour	Zielerreichung und Abschluss:
	- Wichtiger bzw. notwendiger Teil des Gesamtprozesses
	- Professionelle Gestaltung unterstützt Klienten bei langfristiger Umsetzung gewünschter Entwicklung (Ziele)
	- Wichtige Impulse (Feedback) für Coach (für seine Professionalisierung)
	- Überprüfung, Vorgehensweise und Interventionsplanung (richtig und angemessen)
	- Abschlussphase ist für Klienten und Coach unverzichtbar (angemessenes Prozessende)

Tabelle 10: Der Coaching-Prozess und das COACH-Modell (Rauen und Steinhübel)[214]

---

213 Vgl. Rauen, C./Steinhübel, A., COACH-Modell von Rauen & Steinhübel - Coaching-Report, 2020.
214 In Anlehnung an:Rauen, C./Steinhübel, A., COACH-Modell von Rauen & Steinhübel - Coaching-Report, 2020.

2.2.8.9 Der Coaching-Prozess und die vier Phasen im Coaching (Müller)

Gabriele Müller hebt in ihrem Prozess die besondere Bedeutung eines Abschlussrituals hervor. Dies ist der einzige Prozess, bei dem in der Abschlussphase auf diese Besonderheit aufmerksam gemacht wird.

	Phasen	Ziel der Phase
1	Aquisitionsphase	- Das Erstgespräch
2	Vorphase und Auftragsphase	- Berater-Kunden-Beziehungen
		- Auftragsklärung
		- Rahmenbedingungen
3	Prozessphase	- Einsetzen verschiedener Interventionsmethoden
4	Abschlussphase	- Selbstbewusstsein stärken
		- Beendigung der Beziehung
		- Abschlussritual (besondere Bedeutung)
		- Reflexion Coachingprozess/ Auswertung

Tabelle 11: Der Coaching-Prozess und die „Vier Phasen im Coaching" (Müller)[215]

2.2.8.10 Der Coaching-Prozess und das Sieben-Phasen-Modell (Kanfer)

Das von Frederick Kanfer für die Verhaltenstherapie entwickelte Prozessmodell, das den Therapeuten zur Strukturierung seiner Arbeit dienen soll, kann laut Migge auch im Coaching verwendet werden. Hier kann es dem Coach eine Struktur bieten, damit er einen dynamischen sowie komplexen Prozess abarbeiten kann. Eine lineare Abarbeitung der Phasen ist möglich, aber in der Praxis nicht immer durchführbar. Somit hat der Coach die Möglichkeit, auf die Veränderungsdynamik von Motivationen, Anliegen und Zielen zu reagieren oder bei einem nicht erreichten Phasenziel zu einer früheren Phase zurückzukehren.[216]

Das Modell ist ein Basismodell, das als Selbstmanagementansatz genutzt werden kann. Es ist siebenstufig und soll dem Coach als Struktur in einem dynamisch sowie komplexen Coaching-Prozess dienen. Die Phasen werden im Idealfall von oben nach unten durchgearbeitet. Allerdings

---

215 In Anlehnung an:*Müller, G.*, Systemisches Coaching im Management, 2012, S. 34–158.
216 Vgl. *Migge, B.*, Handbuch Coaching und Beratung, 2018, S. 59 f.

kann in der Praxis der Coaching-Prozess selten so stromlinienförmig abgearbeitet werden. Daher ist es möglich, beim Nichterreichen eines Phasenzieles zu den Schwerpunkten früherer Phasen zurückzukehren. Bei diesem Modell wird davon ausgegangen, dass zuerst notwendige Grundvoraussetzungen zu schaffen sind, bevor der diagnostisch-therapeutische Prozess einer Verhaltensänderung beginnt. Die Anfangsphasen sollen den Klienten auf eine aktive Rolle im Veränderungsprozess vorbereiten, der dann in der fünften Phase systematisch umgesetzt und in Phase 6 evaluiert wird. Phase 7 dient der Stabilisierung und der Übertragung positiver therapeutischer Erfahrungen auf zukünftige Zielsituationen, so dass der Klient den Alltag auch ohne Hilfe des Coaches bewältigen kann.[217]

Die folgende Tabelle zeigt das auf den Coaching-Prozess abgeänderte Prozessmodell.

Phasen	Ziel der Phase
1 Herstellen günstiger Ausgangsbedingungen, Aufbau einer tragfähigen Coaching-Beziehung	- Organisatorische Belange (z.B. Vertrag, Zahlung, Termine) - Erwartungen, Vertrauen schaffen - Hoffnung vermitteln - (Diagnostik und Differenzialdiagnostik)
2 Analyse und Aufbau einer Veränderungsmotivation	- Trennen von Fremd- und Eigenmotivation - Potenzielle positive und negative Konsequenzen einer Veränderung erarbeiten
3 Verhaltens- und Problemanalyse	- Erarbeiten eines hypothetischen Funktions- und Bedingungsmodells (Erklärungsmodell für Problem und den hilfreichen Coaching-Prozess), das dem Patienten transparent gemacht wird
4 Zielanalyse, Vereinbarung von Coachinginhalten und Interventionen	- Konkrete Zielformulierung - Setzen von Prioritäten - Planung gezielter Interventionen - Klient wird motiviert, aktiv am Prozess teilzunehmen und Verantwortung zu übernehmen
5 Durchführung der spezifischen Interventionen	- Gezieltes Anwenden spezieller Methoden - Aufrechterhaltung von Motivation und Mitarbeit des Klienten
6 Evaluation von Prozess- und Ergebnisqualität (Fortschritte, Erfolge)	- Erfolgte Veränderungen erfassen - Hilfreiches und Hemmendes erfassen und ggf. neu in Phase 2 bis 4 beginnen
7 Generalisierung, Optimierung	- Transfer gemachter Erfahrungen in Alltag und andere Lebensbereiche - Stabilisierung, Rückfall(prophylaxe)prävention - Adäquate Beendigung der Beziehung - Eventuell Follow-up und spätere Termine vereinbaren

Tabelle 12: Der Coaching-Prozess und das Sieben-Phasen-Modell von Kanfer (Migge)[218]

---

217 Vgl. *Kanfer, F. H./Reinecker, H./Schmelzer, D.*, Selbstmanagement-Therapie, 2012, S. 111.
218 In Anlehnung an:*Migge, B.*, Handbuch Coaching und Beratung, 2018, S. 59 f.

2.2.8.11 Recherche zum Coaching-Prozess

In diesem Abschnitt werden die recherchierten Coaching-Prozesse miteinander verglichen und stichpunktartig zusammengefasst. Auf dieser Grundlage können die Autoren im späteren Verlauf der Masterarbeit ihren Prozess aufbauen.

Die Phasen werden für einen besseren Überblick stichpunktartig aufgezählt und voneinander abgegrenzt. In der Praxis gehen sie allerdings fließend ineinander über. So sind z. B. der Vertrauens- und Beziehungsaufbau sowie die adaptive Zielanpassung ein stetiger Prozess, der sich in mehreren Phasen aufbaut, vertieft und verändert.

Somit ergeben sich folgende Phasen, in denen die inhaltlichen Dopplungen reduziert wurden. Im Folgenden werden die wesentlichen Faktoren dargestellt:

Phase 1:

In der ersten Phase, die je nach Modell **Eingangs-, Einstiegs-, Kennlern- oder Kontaktphase** genannt wird, geht es um folgende Inhaltspunkte:

- entscheidendste Phase für den Gesamtprozess
- (Erst-)Kontaktaufnahme zum Klienten oder Auftraggeber
- guten Einstieg ins Coaching-Gespräch finden, Vertrauen aufbauen
- Schaffung günstiger Ausgangsbedingungen
- Aufträge klären (mit Auftraggeber/Klienten, Dreiecksverhältnis hinterfragen, Hintergrundinformationen, Rahmenbedingungen und Finanzierung/Kosten klären)
- Ablauf erklären, Transparenz herstellen, Sicherheit und Orientierung schaffen
- Kennenlernen (Passen wir zusammen? Passt das Anliegen zu uns beiden?)
- Zusammenarbeit (Rahmenbedingungen, Voraussetzungen, Grundlagen, Klärung der Rollen und Verantwortlichkeiten)
- Erwartungen des Klienten und des Coaches; Klärung, ob Coaching sinnvoll ist?
- erste Sichtung der Klientenanliegen (meist Oberflächenthema)

- erste Interventionen als Grundlage für die Beraterbeziehung und die Aktivierung der Erfolgserwartungen des Klienten
- Sitzungsziel

Phase 2:

Die zweite Phase wird zum Teil als **Auftrags-, Orientierungs-, Vereinbarungs- oder Kontraktphase** bezeichnet und beinhaltet folgende Punkte:

- Aufbau einer Arbeitsbeziehung (Berater-Kunden-Beziehung)
- Vertrauensaufbau durch eine transparente Prozessbeschreibung
- Auftragsklärung
- Zeitperspektive und Verantwortlichkeit
- Inhaltliche Orientierung: Was ist das Thema, das Ziel und was soll erreicht werden?
- Problemanalyse und -eingrenzung (Hilf mir, mein Problem zu verstehen.)
- Hilfe beim Erkennen und Klären des Veränderungszieles; Untersuchung der Veränderungsbereitschaft
- Analyse und Aufbau der Veränderungsmotivation
- Vertragsgestaltung/Coaching-Vereinbarung (Psychologischer und Dienstleistungsvertrag; Strukturierung der Zusammenarbeit; Kostenübersicht; Rahmenbedingungen sowie Umgang)

Phase 3:

Die inhaltliche Zusammenfassung der Phase 3, die auch **Klärungs-, Verhaltens-, Problem- oder Zielklärungsphase** genannt wird, beinhaltet folgende Punkte:

- Situationsanalyse; Definition des Problems; Untersuchung der Klientenanliegen und des -umfeldes; genaue Analyse der Themen bzw. Oberflächenthemen (verborgene Anliegen); präzise Herausarbeitung der eigentlichen Klientenanliegen, der gegenwärtige Situation? Was ist oder ist nichterreicht? Wo genau liegt das Problem? Was hat zur Situation geführt?

- Vom Problem zum Ziel (Ziele herausarbeiten und formulieren); Sitzungsziele abstimmen; Was sind mögliche zukünftige Szenarien? Wie lauten die Handlungsziele?
- Zielklärung; Veränderungsziel; Messkriterien für den Erfolg; Worum soll es genau gehen? Was sind Ressourcen? Welche Mitspieler gibt es? Welche biografischen Bezüge oder Muster sind vorhanden? Wie wirkt sich das Anliegen im Hier und Jetzt aus? Umstände und Situation des Anliegens? Wohin soll es gehen? Ziel? Stimmigkeit? Unterstützung bei Konkretisierung der Zielformulierung
- Themen und Aufgaben werden gesammelt (Analyse, Hintergründe, Vernetzung, Bedürfnisse anhören, betrachten und genau verstehen; Vorwürfe, Hoffnungen, Bedürfnisse, Ziele, Ressourcen werden genau betrachtet; Welche Themen und Überschriften sollen bearbeitet werden?)
- Partnerschaftliche Planung der gemeinsamen Ziele (Planung; kooperative Planung möglicher Veränderungsschritte; Welche Themen sollen in welcher Reihenfolge bearbeitet werden? Welche Tools, Übungen, Veränderungen, Handlungen sollen eingesetzt werden, um das Ziel zu erreichen?)
- Vereinbarung von Interventionen (Prioritäten setzen, Planung gezielter Interventionen, Klient wird motiviert, aktiv am Prozess teilzunehmen und Verantwortung zu übernehmen)

Phase 4:

Die vierte Phase wird als **Prozess-, Veränderungs-, Lösungs- oder Interventionsphase** bezeichnet und enthält folgende Punkte:

- Einsatz verschiedener Interventionsmethoden
- Eigentliche (bewusste) Veränderungsphase im Coaching (sichtbar), Veränderungen haben meist schon in den Vorphasen begonnen, werden jetzt bewusst thematisiert und fokussiert
- Lösungen entwickeln (bisherige Lösungsversuche; Fokussierung auf Ausnahmen und Lösungserleben; Lösungsideen/Optionen prüfen; Lösungsgestaltung, neue Zielentwicklung, falls nötig)
- Was sind Handlungsmöglichkeiten? Was sind jeweils Vor- und Nachteile?

- Coaching-Dialoge zur Förderung neuer Erkenntnisse und Potenzialfreisetzung, Denk- sowie Reflexionsanregungen
- Durchführung der spezifischen Interventionen (gezieltes Anwenden spezieller Methoden; Aufrechterhaltung von Motivation und Mitarbeit des Klienten)
- Themen werden angegangen und die unterschiedlichen Arbeitsschritte durchgeführt; Phase, in der die meisten Methoden/Tools zum Einsatz kommen.)

Phase 5:

Phase 5 wird **Abschluss-, Auswertungs- oder Transferphase** genannt und ist von folgenden Punkten geprägt:

- Coaching-Abschluss/Abschlussphase (Dialoge zur Coaching-Bilanz und Auflösung der Arbeitsbeziehung; Sitzungsergebnis bilanzieren und Sitzung als abgeschlossen erklären)
- Prozess auswerten (mit Klienten; mit Auftraggeber und firmenintern)
- Evaluation der Prozess- und der Ergebnisqualität (erfolgte Veränderung wahrnehmen)
- hilfreiches und hemmendes Erfassen und ggf. erneut in den Phasen 1 bis 4 beginnen)
- Was ist das Ergebnis? Was sind die nächsten Schritte? Entwicklung klar überprüfbarer nächster Schritte (Festlegung folgender Schritte; Maßnahmen und konkrete Handlungspläne; Hausaufgaben)
- Transfer der Erfahrungen in den Alltag und in andere Lebensbereiche; Stabilisierung, Rückfallprävention; adäquate Beendigung der Beziehung; evtl. Follow-up und spätere Termine vereinbaren
- Erfolgskontrolle (erfolgreiches Handeln; Auswertung und Feedback; Überdenken der Vorgehensweise und Beschaffung zusätzlicher Mittel/Ressourcen)
- Zielerreichung und Abschluss; bedeutender Teil des Gesamtprozesses; professionelle Gestaltung unterstützt Klienten bei der langfristigen Umsetzung der gewünschten Entwicklung; Abschluss ist unverzichtbar für Klient und Coach, angemessenes Prozessende

- Feedback für den Coach zur Professionalität; Überprüfung der Vorgehensweise und der Interventionsplanung
- Selbstbewusstsein des Klienten stärken; Abschlussritual hat besondere Bedeutung

Phase 6:

Die sechste Phase beinhaltet folgendes:
- Evaluation des Gesamtprozesses
- Auswertung und Abschluss (Auswertung der Sitzung; Reflexion des Coaching-Prozesses)

Die Phasen 6 und 7 dienen der Verbesserung und Professionalisierung des Coaches und des Gesamtprozesses sowie der Qualitätssicherung.

Phase 7:

Diese Phase stellt die letzte Phase im Coaching-Prozess dar. Dabei geht es um die Evaluation sowie die Qualitätssicherung.
- Die Ergebnisse der Arbeit sowie ihre Qualität werden ausgewertet.
- Supervision des Coaches und Rückkopplung in Verbänden
- Dient dem Coach, um die zukünftige Arbeit zu verbessern und das Coaching zu professionalisieren sowie eine Qualitätssicherung durchzuführen

Diese einzelnen Phasen und ihre Inhalte werden die Autoren dieser Masterarbeit im Ergebnisteil erneut aufgreifen und in ihren Coaching-Prozess einfließen lassen.

3. Ergebnisse: Neuropsychologisches Coaching

In diesem Kapitel stellen wir unsere Ergebnisse vor, welche wir aus dem Theorieteil ableiten. Zuerst präsentieren wir ein vereinfachtes neuropsychologisches Modell und erläutern dieses. Anschließend werden die Grundsätze für ein neuropsychologisch fundiertes Coaching sowie unser Coaching-Verständnis und das aus bestehenden Empfehlungen abgeleitete Coaching-Prozess-Modell vorgestellt und beschrieben. Zum Schluss kommen wir zur Synthese der Ergebnisse, die wir in Form des „neuropsychologisch fundierten Coaching-Konzeptes", in dem wir die Verschmelzung von Coaching- und neurowissenschaftlichen Erkenntnissen vollziehen. In diesem Zusammenhang beschreiben wir das visualisierte Ablaufmodell und die einzelnen Phasen aus den beiden Perspektiven Coaching und Neurowissenschaften.

Außerdem verdeutlicht diese Betrachtung die Komplexität neuronaler Netzwerke und dass z. B. Emotionen und Kognitionen im Nervensystem nicht getrennt sind. Zugleich kann man feststellen, dass die neuroanatomische Betrachtung allein nicht ausreicht, um daraus valide Rückschlüsse für Coaching-Prozesse zu ziehen. Dafür bedarf es einer weiteren Dimension, nämlich der neuropsychologischen – also der Verbindung aus (funktionaler) Neuroanatomie und Erkenntnissen der Psychologie.

3.1 Vereinfachtes neuropsychologisches Modell

Im Folgenden erstellen die Verfasser dieser Arbeit ein bewusst vereinfachtes Modell. Es dient als Grundlage für die darauf aufbauenden Grundsätze für einen neuropsychologisch fundierten Coaching-Prozess.

Das Wissen bezüglich der neuropsychologischen Prozesse, der ihnen zugrunde liegenden neuroanatomischen Strukturen und deren komplexe Interaktion ist auf der einen Seite so umfangreich, dass es eine Vereinfachung, Reduktion und Synthese braucht, um im Coaching-Alltag praktisch anwendbar zu sein. Auf der anderen Seite wird durch die Forschungen der aktuellen Neurowissenschaften, trotz ihrer immer umfangreicheren Erkenntnisse über die ehemalige *Black Box*, als welche das menschliches Gehirn lange Zeit angesehen wurde, deutlich, dass unser Wissen und das Verständnis über das Gehirn so zunimmt, dass wir nicht mehr in absoluter Schwärze dastehen. Zugleich sind wir noch weit davon entfernt, alle Winkel so ausgeleuchtet zu haben, dass wir die komplexen Zusammenhänge vollkommen verstehen. So sind viele Prozesse noch nicht ausreichend bis ins Detail geklärt und müssen aus bekannten Zusammenhängen und Beobachtungen abgeleitet werden.

Wie in Kapitel 2.1.2 erläutert, ist der Begriff *limbisches System* aus neurowissenschaftlicher Sicht nicht unproblematisch, v. a. dann, wenn er so verstanden wird, dass nur eine neuroanatomische Struktur als Zentrum der Motivations- und der Emotionsregulation anzusehen ist. Trotzdem verwenden die Autoren der Master-Thesis den Begriff im folgenden Modell, da er als Oberbegriff für das komplexe Netzwerk aus neuroanatomischen Strukturen und neuropsychologischen Prozessen dienen soll. Dieses prägt primär unbewusst die emotionalen und die motivationalen Schemata, mittels derer v. a. die physiologischen und die psychologischen Grundbedürfnisse gewahrt werden. Wie Stüber und Roth bei der Beschreibung ihres Vier-Ebenen-Modells verdeutlichten (vgl. 2.1.4), sind die meisten *Ebenen* des limbischen Systems nur bedingt durch die bewusste Kognition und Sprache beeinflussbar. Die neurowissenschaftliche Forschung legt jedoch nahe, dass das limbische System nicht nur stark auf Bilder, Emotionen und physiologische Veränderungen (somatische Marker, vgl. Kapitel 2.1.5) reagiert, sondern diese auch induziert, um damit sowohl das Verhalten als auch die Kognition zu beeinflussen. Diese Form der limbischen Kommunikation erfolgt bewusst und unbewusst, wobei die unbewusste Kommunikation den Großteil ausmacht und entsprechend wirkmächtig ist.

Dem limbischen System stellen die Verfasser der Arbeit das *kognitive System* als zusammenfassende Repräsentation der höheren kognitiven Funktionen gegenüber. Das sind neuroanatomische Strukturen

3.1 Vereinfachtes neuropsychologisches Modell

und Systeme, die das bewusste, reflexive Denken, Handeln und Wahrnehmen steuern. Weder ist dies als eine konkrete neuroanatomische Struktur noch als ein konkretes neurologisches Netzwerk zu verstehen, auch wenn der größte Teil des bewussten Denkens im Kortex abläuft. Wie eng diese kortikalen Strukturen mit dem limbischen System verzahnt sind, wurde im Theorieteil dieser Arbeit beschrieben. Für die Erstellung eines praktisch nutzbaren Modells erscheint die getrennte Darstellung trotzdem sinnvoll, um sowohl einen Zugang als auch eine Orientierung zu ermöglichen. Letztlich ist hier die Intention, dass das Modell als grundlegender Baustein für die neuropsychologische Prozessgestaltung und Methodenwahl fungiert. Es sollen damit keine neurowissenschaftlichen Details erläutert werden.

Den beiden neuropsychologischen Systemen steht die Wahrnehmung gegenüber, zusammen mit dem bewussten und dem unbewussten Verhalten. In diesem Gesamtsystem kommt es zu einer gegenseitigen Beeinflussung. Vom limbischen System wird das Verhalten primär unbewusst beeinflusst, z. B. durch einschießende Impulse als Reaktion auf angstauslösende Wahrnehmungen. Außerdem erzeugt das Verhalten wiederum bspw. somatische Marker, die erneut das limbische System beeinflussen. Das Verhalten ist dabei als alles Tun und Reagieren eines Menschen definiert, das von außen beobachtet werden kann. Dazu gehören auch feine Regungen und mimische Veränderungen, die möglicherweise weder von einem selbst noch vom Gegenüber bewusst wahrgenommen werden. Gleichwohl sind sie theoretisch beobachtbar und damit dem Verhalten zugeordnet. Das ist in diesem Modell v. a. deshalb wesentlich, weil aus der neurowissenschaftlichen Forschung bekannt ist, dass das menschliche Nervensystem viel mehr Reize aufnimmt als letztendlich die Schwelle zur bewussten Wahrnehmung überschreiten und damit kognitiv erfasst werden könnten. Grund dafür sind verschiedene neuropsychologische Prozesse, die insbesondere durch die Theorie des Predictive Processing beschrieben werden (vgl. Kapitel 2.1.6), aber auch in Grawes Konsistenztheorie zu finden sind (vgl. Kapitel 2.1.7).

Dem limbischen System kommt dabei eine Filter- und eine Steuerungsfunktion zu. Wie in Kapitel 2.1.2 erläutert, ist es aufgrund von empfangenen Reizen (Wahrnehmung) in der Lage, das Verhalten zu steuern, noch bevor das kognitive System den Reiz realisiert, geschweige denn ihn im Rahmen reflexiver Prozesse verarbeitet hat.

Aus der Summe dieser Informationen und Konzepte haben wir ein vereinfachtes neuropsychologisches Modell skizziert, welches wir in der folgenden Darstellung zusammengefasst haben.

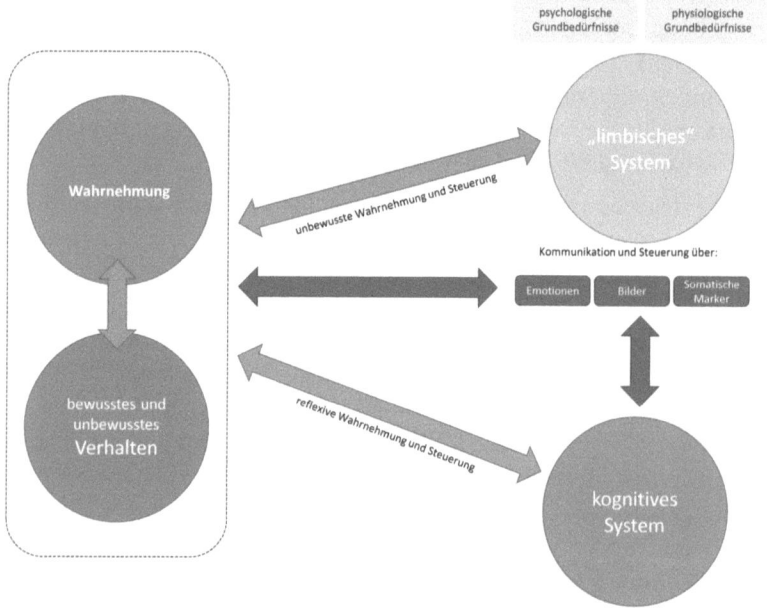

Darstellung 13: Vereinfachtes neuropsychologisches Modell

Bis zu diesem Punkt findet im Modell nur das einzelne Individuum und seine neuropsychologischen Prozesse – seine Innenwelt – Berücksichtigung. Da aber jeder Mensch auch von einer Umwelt umgeben ist (Außenwelt), wird sie in die Erweiterung des Modells aufgenommen. Die Darstellung soll verdeutlichen, dass der Außenwelt nur ein kleiner Teil der Person zugänglich ist und dies auch umgekehrt gilt. Die Schnittmenge an geteilter Information zwischen beiden ist demnach begrenzt. Dies ist für die Betrachtung des Coaching-Prozesses im weiteren Verlauf von Bedeutung, da es die Limitationen und Ansatzpunkte in der Interaktion verdeutlicht. In Darstellung 14 ist diese Information im Gegensatz zum bisherigen Modell ergänzt.

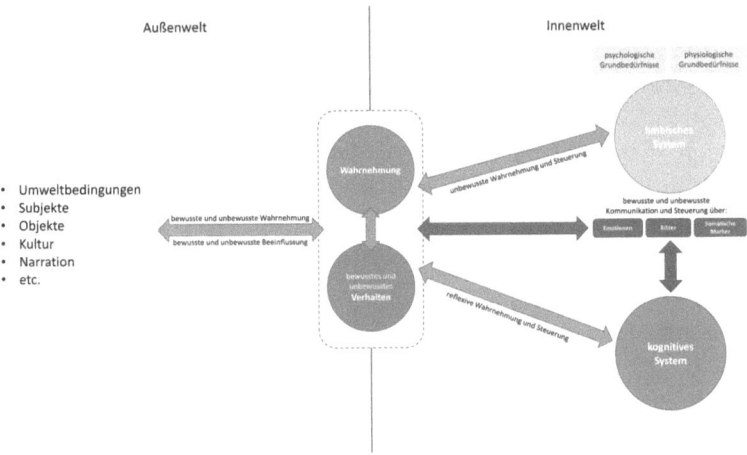

Darstellung 14: Vereinfachtes neuropsychologisches Modell mit Ergänzung der Interaktion zwischen Innen- und Außenwelt

Die Außenwelt ist dabei in ihren Einflussfaktoren nicht auf die hier dargestellten begrenzt. Sie stellen jedoch zentrale Faktoren dar, die im Persönlichkeitscoaching eine Rolle spielen. Andere Subjekte bringen ihre eigene *Innenwelt* mit und senden über ihr Verhalten, beeinflusst durch ihre jeweilige Wahrnehmung, unterschiedliche (Kommunikations-)Signale. Wie diese interpretiert und neuropsychologisch verarbeitet werden, hängt wiederum ebenfalls von Einflussfaktoren ab, z. B. von der jeweiligen Kultur und den Narrationen der für beide Subjekte jeweils bedeutenden Narrationen. Um hier jedoch nicht von der neurowissenschaftlichen Sichtweise zu stark abzurücken und keine sozialwissenschaftliche einzunehmen, sei darauf verwiesen, dass die Kultur und die kulturellen Narrative auch beeinflussen, wie sich neuropsychologische Systeme im Verlauf der Entwicklung vom kindlichen zum erwachsenen Gehirn ausbilden. Die jeweilige bewusste und unbewusste neuropsychologische Bewertung findet direkt im Gehirn und seinen Systemen statt und nicht in einer davon getrennten Ebene.

3.2 Grundsätze für einen neuropsychologisch fundiertes Coaching

Grawe formulierte in seinem Grundlagenwerk zur Neuropsychotherapie „Leitregeln für die Therapieplanung" und „Leitregeln für den Therapieprozess". Darin gab er konkrete Empfehlungen für die Gestaltung von Psychotherapieprozessen – basierend auf neurowissenschaftlichen Erkenntnissen und den Resultaten der empirischen Psychotherapieforschung.[219] In Anlehnung an dieses Vorgehen und basierend auf seinen Erkenntnissen sowie denen von Roth u. a., die im Theorieteil aufgeführt wurden, sollen im Folgenden Grundsätze für den neuropsychologisch fundierten Coaching-Prozess formuliert und argumentativ dargestellt werden.

Die verfassten Leitregeln sind demnach eine bewusste Vereinfachung und Reduktion, um eine bestmögliche Anwendbarkeit zu erreichen.

Durch die Einbeziehung des bestehenden Erfahrungswissens aus dem Bereich Coaching, das im theoretischen Teil bei den Coaching-Grundlagen beschrieben wurde, wird der konkrete Praxisbezug hergestellt. Diese Grundsätze sollen so eine konkrete Unterstützung während des Coaching-Prozesses bieten. Auf ihrer Grundlage kann im jeweiligen Prozess, immer angepasst an die Anforderungen des individuellen Prozesses, eine Entscheidung über die exakte Ausgestaltung getroffen werden.

Wir haben hierzu die wichtigsten Anforderungen unter vier Überschriften zusammengefasst:

– Neue Erregungsmuster
– Motivation und Ressourcen
– Neurokommunikation
– Grundbedürfnisse

Idealerweise sollte sämtliche, unter diesen Überschriften beinhaltete Hinweise, im Rahmen des Coachings und seiner einzelnen Interventionen berücksichtigt werden. Zugleich lassen sich gewisse Schwerpunkte im Verlauf des Coaching-Prozesses herausarbeiten, vorauf wir im Kapitel 3.4 genauer eingehen werden. Zur besseren Verständlichkeit und Orientierung in der Coaching-Anwendung, haben wir die

---

[219] Vgl.*Grawe, K.*, Neuropsychotherapie, 2004, S. 433–440.

vier Schwerpunkte in einem neuropsychologischen Integrationskreis, wie in Darstellung 15 zusammengefasst:

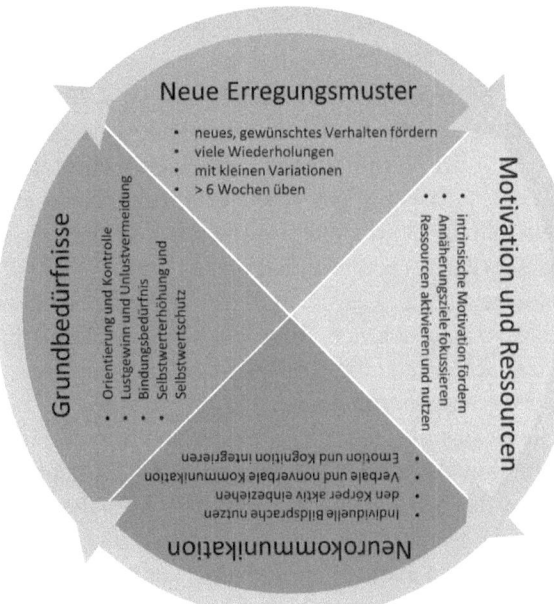

Darstellung 15: Neuropsychologischer Integrationskreis

Die Anordnung der Punkte in einem Kreis soll verdeutlichen, dass es weder einen Anfang noch eine Priorität bezüglich der Bedeutung für einen neuropsychologischen Coaching-Prozess gibt. Idealerweise werden also sämtliche Empfehlungen, die sich aus der Grafik entnehmen lassen, für ein Coaching berücksichtig und in den Gesamtprozess integriert.

Im Folgenden werden die einzelnen Punkte genauer erläutert – sowohl in Bezug auf ihre Herleitung aus der neuropsychologischen Literatur, als auch in Bezug auf ihre praktische Umsetzung.

3.2.1 Förderung neuer, günstiger Erregungsmuster

Werden die Anliegen im Coaching auf ihre zentrale Ausrichtung untersucht, so sind grob drei Arten zu unterscheiden: Menschen möchten entweder eine bestehende (Verhaltens-)Strategie verstärken, abschwächen oder eine neue Strategie erlernen.

Aus der Forschung ist bekannt, dass bestehende, i. d. R. gelernte und wiederholt praktizierte Verhaltensmuster nicht gelöscht werden. Die Nervenzellen und ihre Verbindungen lösen sich nicht auf. Diese Erkenntnis entspricht auch der allgemeinen Erfahrung. Nehmen sich Menschen vor, ein häufig praktiziertes Verhalten von nun an nicht mehr zu tun, so scheitern sie meist daran. Für das Verhalten gibt es konkrete Auslösereize, die Menschen teilweise bewusst, teilweise aber auch unbewusst wahrnehmen, bzw. auch vorwegnehmen. Im Grunde scannt das Gehirn ständig die aktuelle Erfahrungswelt, also sämtliche Reize, die wahrgenommen werden. Dann prüft es, ob ein abgespeichertes Reaktionsmuster vorhanden ist, das für diesen Reiz oder diese Kombination aus Reizen gespeichert wurde. Entsprechend diesem Reaktionsmuster wird dann das jeweilige Verhalten gezeigt. Wie im Theorieteil dargelegt, geschehen die meisten dieser Prozesse unbewusst und unterliegen nicht der direkten Kontrolle des Kortex und basieren zu großen Teil sogar mehr auf Vorannahmen und einer konstruierten Wahrnehmung als auf objektivierbaren Reizen.

Die willentliche Kontrolle des Verhaltens, gesteuert durch die kortikalen Areale, benötigt mehr Zeit. Vereinfacht bedeutet das, dass die Information erst vom limbischen System aus zum Kortex gelangen und dann von dort wieder zurückkehren muss, bevor eine bewusste Einflussnahme wirken kann. In dieser Zeit hat das limbische System häufig schon eine Handlung begonnen. Deshalb haben die meisten Raucher bereits an der Zigarette gezogen, bevor ihnen plötzlich bewusst wird, dass sie aufhören wollten.

Somit stellt sich die Frage, was getan werden kann, um trotzdem erfolgreich das Verhalten zu ändern. Es ist zwar nicht möglich, die Erregungsmuster zu löschen, doch sie können in ihrer Aktivierung gehemmt werden. Zumeist geschieht das dadurch, dass ein Mensch die neue alternative (Verhaltens-)Strategie so intensiv wiederholt und einübt, dass das ihr zugrunde liegende neurologische Netzwerk schneller und leichter aktiviert wird als das alte. Deshalb ist es entscheidend, dass sich eine Person möglichst viel auf das Ziel und das finale Verhalten fokussiert und der Vorbereitung und Einübung deutlich mehr Zeit und Raum einräumt als dem Problem und dem Problemverhalten. Es geht folglich darum, neue hilfreiche Erregungsmuster zu begünstigen und damit die bisherigen ungünstigen Muster zu hemmen. Aus diesem Grund ist es wenig hilfreich, wenn ein Mensch sich vornimmt, etwas nicht mehr zu tun. Es ist aussichtsreicher, wenn er oder sie sich ein alternatives Verhalten vornimmt. Das ist keine neue Erkenntnis, sondern bereits aus der Coaching-Praxis bekannt. So ist dies nicht nur als gute Praxis anzusehen, sondern gilt als neuropsychologisch begründbare Notwendigkeit.

Bildlich gesprochen geht es darum, dass die Signale im Gehirn einen anderen Weg nehmen als bisher. Betrachtet man das Gehirn als einen großen Wald, dann kann man das bisher etablierte Verhalten mit einem breiten, gut ausgebauten Weg vergleichen. Steht man also vor diesem Wald, ist klar, wohin die Reise geht – über eben jenen Weg, denn er ist nicht nur klar erkennbar, sondern auch einfach und schnell zu gehen. Genau das macht die Erregung im Gehirn: Sie verläuft über die gut ausgebauten Nervenverbindungen und aktiviert dadurch immer dasselbe (Verhaltens-)Muster. Möchte man nun nicht mehr den alten Weg nutzen, dann muss man einen neuen durch den Wald planen. Dabei reicht es jedoch nicht, diesen nur gedanklich anzulegen, sondern man muss ihn auch gehen und damit einen neuen Trampelpfad anlegen. Beim ersten Mal ist das i. d. R. herausfordernd, da kein Weg erkennbar ist und das Unterholz ein Vorankommen mühsam macht. Läuft man den Weg aber immer wieder und wiederholt demnach das neue Verhalten, dann entsteht ein deutlich erkennbarer, neuer Weg. Damit steigt die Wahrscheinlichkeit, dass dieser genutzt wird und nicht der alte Weg, der aufgrund mangelnder Nutzung möglicherweise schon etwas zugewachsen ist. Somit sinkt die Wahrscheinlichkeit, dass er verwendet wird.

Als Fazit lässt sich daraus Folgendes ableiten: Im Coaching ist es zielführend, immer dann v. a. an neuen angepeilten Verhaltensweisen zu arbeiten, wenn es um Veränderungen geht. Ein neues Verhalten zu überlegen und damit kognitiv zu planen, darf dabei nur der erste

Schritt sein. Anschließend muss es aktiv umgesetzt und wiederholt werden. Diese Wiederholungen sollten so häufig bewusst und geplant praktiziert werden, bis das neue Verhalten sicher etabliert ist.

Das Wissen über die neuropsychologischen Funktionsmechanismen macht jedoch deutlich, dass reine Wiederholung allein nicht der Schlüssel zum Erfolg ist. Es kommen noch weitere Faktoren zum Tragen, wenn der Prozess zum Erlernen neuer (Erregungs-/Verhaltens-)Muster optimiert werden soll. Schon Pavlovs Untersuchungen zur klassischen Konditionierung zeigten, dass die Wiederholung von Schlüsselreizen eine Verknüpfung zwischen einem Reiz und einer Reaktion herstellt. Außerdem wird anhand der neurowissenschaftlichen Forschungsergebnisse der letzten Jahre bestätigt, dass es neuronale Prozesse zur Verknüpfung von Reizen und Reaktionen gibt. Als bedeutende Struktur, die während der Lernprozesse an der Übertragung des neu zu Lernenden vom Kurzzeit- ins Langzeitgedächtnis beteiligt ist, wurde der Hippocampus ausgemacht. Dabei war festzustellen, dass der Hippocampus v. a. dann aktiv ist, wenn der Lerninhalt neu war oder zumindest neue Reize oder Informationen mitbrachte (siehe Kapitel 2.1.2.4). Daraus lässt sich schließen, dass Wiederholungen nicht stereotyp sein sollten, sondern mit kleinen Variationen, damit immer wieder auch neue, noch unvertraute Aspekte des zu Lernenden berücksichtigt werden. Dabei spielt auch die Verknüpfung mit Emotionen und somatischen Markern eine wichtige Rolle um das neu zu lernende Verhalten integrieren zu können.

Bezüglich der zeitlichen Komponente für einen Prozess des Aufbaus und der Etablierung neuer Erregungsmuster existieren keine klaren Aussagen. Der Coaching-Literatur sind verschiedene Richtwerte zu entnehmen. Von vierzehn Tagen über einen Monat bis zu drei Monaten und mehr, die es dauern soll, bis ein neues Verhalten etabliert ist, finden sich alle möglichen Werte. Dies sind jedoch i. d. R. nur Erfahrungswerte der jeweiligen Autoren. Wird das bisherige Wissen aus dem Bereich der Neurowissenschaften herangezogen, so ist zumindest ein Verweis darauf möglich, dass die Neurogenese, also die Neubildung von Nervenzellen, ca. sechs Wochen dauert. Es erscheint daher sinnvoll, mindestens einen entsprechenden Zeitraum zu veranschlagen, wenn es darum geht, vollkommen neue Verhaltensmuster aufzubauen. Die Forschung ist zwar noch nicht so weit, dass erkennbar ist, welche

Lernprozesse überhaupt auf Neurogenese angewiesen sind, doch bis eine solche wissenschaftliche Evidenz vorliegt, erscheint es zielführend, sich an diesem Wert zu orientieren.

Für den Coaching-Prozess ergeben sich aus diesen Feststellungen folgende konkrete Anforderungen:

- Nach der obligatorischen Zielklärung sollte der Fokus klar auf dem neuen gewünschten Zielverhalten liegen.
- Dieses neue Zielverhalten muss wiederholt eingeübt werden.
- Die Wiederholungen sollten nicht stereotyp sein, sondern möglichst mit kleinen Abweichungen erfolgen, z. B. in Bezug auf die situativen Rahmenbedingungen, den Umfang, die konkrete Ausführung etc. Denkbar sind sämtliche Variationen, solange trotzdem das angestrebte Ziel erreicht wird und die Schnittmenge zwischen den Wiederholungen so groß ist, dass es weiterhin als ein Verhaltensmuster (mit entsprechenden Variationen) wahrgenommen wird.
- Für das bewusste Einüben neuer Verhaltensweisen sollten mindestens sechs Wochen eingeplant werden, damit diese sicher etabliert werden können.

3.2.2 Mit Motivation und Ressourcen auf etwas zu statt von etwas weg

Intrinsische Motivation ist eine entscheidende Voraussetzung für einen erfolgreichen Veränderungsprozess. Wie in Kapitel 2.1.6 dargestellt, unterscheidet Grawe zwei motivationale Schemata: Annäherungs- und Vermeidungsschemata. Er empfiehlt ausdrücklich, bei der Festlegung von (Therapie-)Zielen Annäherungsschemata zu nutzen. Zwar können beide Schemata starke motivationale Prozesse im limbischen System auslösen, z. B. bei ausgeprägten Vermeidungsstrategien, die Menschen mit einer Arachnophobie anwenden, für eine dauerhafte intrinsische Motivation ist es jedoch günstiger, sich für die Erreichung statt für die Vermeidung von etwas anzustrengen. Davon unberührt bleibt die Tatsache, dass das Erreichen von Annäherungszielen gleichzeitig die Vermeidung von unangenehmen Zuständen fördern kann – dies sollte allerdings nicht der motivierende Fokus sein.

Außerdem ist es bei der Auswahl der Annäherungsziele wesentlich, die persönlichen Ressourcen zu berücksichtigen und einzubeziehen. Es ist für das Gehirn einfacher, bereits bestehende Verhaltensweisen, insbesondere solche, die besonders gut beherrscht werden – also persönliche Stärken – miteinander zu neuen Lösungsstrategien zu kombinieren, als neue zu erlernen. An diesem Punkt kommt wieder die Motivation zum Tragen, da diese regelhaft deutlich höher ist, wenn mittels eines ressourcenorientierten Lösungsansatzes gearbeitet wird. Dieser vermittelt, dass bedeutende Grundbausteine zur Lösung bereits vorhanden sind, was wiederum die Einschätzung bezüglich der Erfolgswahrscheinlichkeit erhöht.

Um mit diesen Ressourcen effektiv arbeiten zu können, müssen sie bewusst gemacht werden. Hierzu bedarf es einer eingehenden Ressourcenanalyse. Dabei sollten Ressourcen mit konkreten Erfahrungen und wahrnehmbaren somatischen Markern assoziiert werden. Angenommen ein Klient beschreibt eine hohe Frustrationstoleranz als eine seiner Stärken. So ist es im Sinne einer gezielten Aktivierung dieser Ressource sinnvoll, wenn der Coach sein Gegenüber anleitet, sich an konkrete Situationen zu erinnern und diese so umfangreich wie möglich zu schildern. Damit werden die neuronalen Netze aktiviert und stehen damit schneller zur Verfügung. Dieser Prozess kann zugleich genutzt werden, um gezielt nach wahrnehmbaren somatischen Markern zu fragen, die mit dieser Ressource verknüpft sind. Zielführend können dabei folgende Fragen sein: ‚Gibt es ein körperliches Gefühl, das Ihnen vertraut ist und das auftaucht, wenn sie von Ihrer Frustrationstoleranz Gebrauch machen?' oder ‚Als Sie das letzte Mal eine hohe Frustrationstoleranz erlebt haben, was haben Sie da gespürt?' und ‚Kennen Sie dieses Gefühl aus vergleichbaren Situationen?'. Weitere Beispiele zur Nutzung somatischer Marker finden sich weiter unten.

Außerdem ist es mit diesem Ansatz möglich, sich besser durch motivationale Krisen hindurchzuarbeiten. Wie dem Theorieteil dieser Arbeit zu entnehmen ist und worauf noch in einem gesonderten Punkt eingegangen wird, ist Folgendes: Das menschliche Gehirn ‚spricht' in Bildern, Emotionen und somatischen Markern. Diese lassen sich im Rahmen einer Motivationskrise gezielt nutzen, um ein Ziel positiv, emotional ‚aufzuladen'. Dies gelingt jedoch deutlich besser, wenn der Klient möglichst detailreich imaginiert, welche positiven Dinge bei der Zielerreichung hinzukommen, als dass er sich vorstellt, welche negativen Dinge nicht eintreten bzw. bei der Zielerreichung vermieden werden. Hier kommt das Phänomen zum Tragen, dass es unmöglich ist, sich ganz bewusst eine konkrete Sache nicht vorzustellen. Das ist der berühmte ‚rosa Elefant', an den man nicht denken soll. Sobald man diese Aufgabe bekommt, dass man sich jetzt alles vorstellen möge, nur keinen rosa Elefanten, erscheint unweigerlich genau dieser vor dem geistigen Auge.

Nimmt sich also ein Mensch vor, dass er sich ausmalt, wie es aussehen würde, wenn er das Verhalten X nicht mehr zeigt, so generiert sich unweigerlich ein inneres Bild dieses Verhaltens. Damit werden auch die Nervenzellverbindungen aktiviert, die mit dem Verhalten X assoziiert sind. Diese Erkenntnis ist nicht neu, sondern ist, aus der Erfahrung heraus, bereits in Therapie- und Coaching-Verfahren bekannt. Insbesondere, aber nicht exklusiv, seien hier das NLP und die lösungsfokussierte Therapie genannt.

Im Folgenden wird die Notwendigkeit der Ressourcenorientierung noch mehr aus neuropsychologischer Perspektive betrachtet. Dass das Gehirn in Bezug auf seine Trainierbarkeit Parallelen mit den Muskeln des Körpers aufweist, wurde bereits im Theorieteil verdeutlicht. Doch obwohl theoretisch jeder (Skelett-)Muskel trainierbar ist, ist nicht jeder Mensch für jede Sportart und für jedes Training gleich gut geeignet. Der Mensch hat körperliche und psychologische Stärken und Schwächen, die für die eine Sportart geeigneter machen als für eine andere. Dasselbe gilt für menschliche Gehirne. Aufgrund der genetischen Prädisposition einerseits und der biografischen Erfahrungen andererseits haben alle Menschen ihre Stärken und Schwächen in Bezug auf ihre Gehirnleistungen. So wie ein Mensch die Sportart trainieren sollte, für die er gute physische und motivationale Voraussetzungen mitbringt, sollte er auch sein neuropsychologisches Training auf die Bereiche fokussieren, in denen er Stärken hat.

Ein weiterer Faktor, der nicht unerwähnt bleiben sollte, ist rein praktischer Natur. Es bedeutet eine deutliche Zeitersparnis, wenn Lösungsstrategien mithilfe bereits bestehender Ressourcen entwickelt werden. So wird der mühsame Aufbau neuer Ressourcen vermieden, zumal der Versuch sie neu aufzubauen auch immer die Möglichkeit eines Scheiterns beinhaltet.

Für den Coaching-Prozess ergeben sich aus diesen Feststellungen folgende Anforderungen:

– Formulierung der Annäherungsziele: Im Coaching sollte es das Ziel sein, attraktive, positiv besetzte Zustände zu erreichen, anstatt unangenehme zu vermeiden. Letzteres kann trotzdem ein positiver Nebeneffekt sein.
– Ressourcen des Klienten müssen herausgearbeitet und für die Erreichung des Ziels oder der Ziele genutzt werden.

3.2.3 Neurokommunikation: Bilder, Emotionen, körperliche Reaktionen nutzen

Zahlreiche neuropsychologische Prozesse laufen unbewusst ab und sind der direkten kognitiven Kontrolle nicht zugänglich. Die Betrachtungen des limbischen Systems und der weiteren neuronalen Strukturen haben gezeigt, dass insbesondere diese tieferen Hirnstrukturen jenseits des Kortex weniger gut durch Sprache und Kognition beeinflussbar sind. Wird das Vier-Ebenen-Modell von Stüber und Roth als Grundlage genommen (siehe 2.1.4.3), wird deutlich, dass je früher in der Entwicklung ein Teil des limbischen Systems entsteht, es umso weniger kognitiv beeinflussbar ist. Das bedeutet jedoch nicht, dass es nicht zu beeinflussen ist, sondern nur, dass dies auf eine nicht primär kognitive Art und Weise geschehen muss.

Einen Zugang zur besseren Beeinflussung neuronaler Strukturen stellen innere Bilder, Emotionen und körperliche Reaktionen dar. Durch sie können Reaktionen des limbischen Systems sowohl wahrgenommen als auch beeinflusst werden. Die bisherigen Forschungsergebnisse und die praktische Coaching- und Therapieerfahrung zeigen jedoch, dass es sich dabei nur um eine Beeinflussung und nicht um eine Kontrolle oder eine Programmierung handelt, wie von Bandler und Grinder suggeriert, als sie das NLP begründeten.

Daraus ergeben sich konkrete Herausforderungen für die Coaching-Praxis. Diese können jedoch, wenn sie bewusst angegangen und bewältigt werden, einen großen Nutzen bieten.

Einerseits müssen sowohl der Coach als auch der Klient in ihrer Wahrnehmung höchst sensibel und präzise sein. So muss der Coach genau auf die verbalen und nonverbalen Reaktionen seines Klienten achten und diese bewusst wahrnehmen. Das kommt den zentralen Forderungen des NLP und vieler psychotherapeutischer Verfahren nahe. Nur so ist es möglich, eine ‚gehirngerechte' gemeinsame Sprache zu finden. Die Forderung nach einer Sprache, die reich an Bildern ist, kann nicht dadurch suffizient erfüllt werden, dass der Coach sich zahlreicher Metaphern bedient. Vielmehr sollte eine gemeinsame Bildsprache gefunden werden – der Coach muss demnach versuchen, sich der Bildsprache des Klienten anzupassen.

Damit dies gelingen kann, sollte der Klient dabei unterstützt werden, in seinen Schilderungen möglichst viele bildliche und emotionale Umschreibungen zu verwenden – v. a. dann, wenn es um persönliche Erlebnisse und Emotionen geht. Zugleich ist es grundlegend, die begleitenden körperlichen Wahrnehmungen und Empfindungen zu erfragen und zu schildern, um die jeweiligen somatischen Marker zu erfassen. Tauchen solche Marker auf, sollte sie der Coach bewusst ansprechen und ggf. festhalten, damit er in späteren Situationen darauf zurückgreifen kann. Das Ziel ist es, im Laufe der Zeit eine immer konkretere Interpretationshilfe für die non- oder vorverbalen Impulse und Facetten zu entwickeln. Dabei geht es nicht um eine konkrete Sprache, sondern darum, eine möglichst differenzierte Sensibilität für zustimmende oder ablehnende Impulse zu entwickeln. Dabei schlagen die Autoren der Master-Thesis vor, unter Berücksichtigung von Grawes konsistenztheoretischem Modell, von Annäherungs- und Vermeidungsimpulsen zu sprechen. Die klare Unterscheidung zwischen beiden kann helfen, frühzeitig Widerstände im Sinne von Konflikten mit Grundbedürfnissen und limbischen Reaktionsmustern wahrzunehmen oder eine Übereinstimmung mit diesen zu erzielen.

Berichtet der Klient z. B. wiederholt von Situationen, in denen er erneut ein ungünstiges Verhalten gezeigt hat, obwohl er kognitiv beschlossen hatte, es ändern zu wollen, so ist anzunehmen, dass unbewusste Impulse, bspw. aus den unteren limbischen Ebenen (im Sinne des Modells von Roth und Strüber), aktiviert worden sind. Hier können nun zwei andere Modelle herangezogen werden, um ein Verständnis für die Vorgänge zu entwickeln und Veränderungsstrategien zu erarbeiten.

Zum einen sind die somatischen Marker zu nennen. Sie können Hinweise auf die Reaktionen des limbischen Systems geben und eingesetzt werden, um es zu beeinflussen.

Zum anderen sind die Grundbedürfnisse aufzuführen, sowohl die psychischen Grundbedürfnisse nach Grawe als auch die physischen Grundbedürfnisse. Wie in Kapitel 2.1.3.9 dargestellt, sind beide so unerlässlich für das Individuum, dass ihre Wahrung immer von höchster Priorität ist und die Strukturen des Nervensystems, insbesondere des limbischen Systems, ganz auf ihre Wahrung ausgerichtet sind. Entsprechend schwierig und langfristig aussichtslos ist es, gegen sie zu agieren. Dabei sind die Grundbedürfnisse so fundamental, dass sie im nächsten Abschnitt gesondert betrachtet werden. Hier sind sie nur aufgeführt, um die Verknüpfung deutlich zu machen.

Neben den durch Erfragung, Induktion und Beobachtung ermittelten individuellen Bildern, somatischen Markern und Emotionen gibt die neurowissenschaftliche Forschung Hinweise auf universell nutzbare verbale und nonverbale Kommunikationsformen. Zu letzteren Formen, auf die das limbische System und insbesondere die Amygdala sensibel reagieren (vgl. Kapitel 2.1.2.2), zählt die Mimik. Auch kleine mimische Veränderungen werden von der Amygdala registriert. Sie führen entweder zu einer Aktivierung, v. a. bei Wut, Ärger, Ablehnung etc., oder zu einer Entspannung, z. B. bei einer freundlichen, offenen Körpersprache. Letzteres führt zu Grawes Aussage, dass erfolgreiche Psychotherapeuten warmherzig, extravertiert, optimistisch und selbstsicher auftreten (und sein) sollten.[220]

Für den Coaching-Prozess ergeben sich aus diesen Feststellungen folgende Anforderungen:

– Es sollte eine individuelle, bildhafte ‚Neurokommunikation' erarbeitet und genutzt werden.

---

220 Vgl.*Grawe, K.*, Neuropsychotherapie, 2004, S. 435.

- Der Körper und die Sinne müssen aktiv einbezogen werden
- Verbale und nonverbale Kommunikation gleichermaßen einsetzen
- Emotion und Kognition integrieren

3.2.4 Grundbedürfnisse wahren

Evolutionär bedingt hat sich der Mensch so entwickelt, dass sein Überleben bestmöglich gewährleistet wird. In einer nicht konstanten Umwelt muss jeder Organismus in der Lage sein, die eigenen lebensnotwendigen Bedingungen zu gewährleisten – sowohl durch die Interaktion mit der Außenwelt (z. B. Nahrung oder Schutz suchen) als auch innerhalb des jeweiligen Organismus. Um diese basalen Anforderungen an das Leben zu gewährleisten, besitzt der Mensch ein komplexes Netzwerk physiologischer und psychischer Prozesse, die auf die Wahrung der Grundbedürfnisse programmiert sind.

Als physische Grundbedürfnisse sind Atmung, Essen, Trinken, Schlafen, Temperaturregulation und Sexualität leicht zu identifizieren. Sie sind bei allen Menschen vorhanden, unabhängig vom Geschlecht, Alter oder vom soziokulturellen Hintergrund. Lediglich die Weise, wie sie erfüllt werden können, unterscheidet sich. Werden diese Bedürfnisse nicht erfüllt, kommt es früher oder später zu Krankheitssymptomen oder zum Tod. Das ZNS spielt beim Menschen eine entscheidende Rolle bei der Wahrung des komplexen inneren Gleichgewichts der physiologischen Prozesse (Homöostase). Wie am Beispiel des Hypothalamus gezeigt werden konnte (vgl. Kapitel 2.1.2.3), spielt dieser eine zentrale Rolle bei der Wahrung der Homöosthase und ist zugleich ein integraler Bestandteil des limbischen Systems. Damit sind die physischen Grundbedürfnisse direkt mit den zentralen Strukturen verknüpft, die die motivationale und die emotionale Steuerung des Menschen maßgeblich mitbeeinflussen. Diese Erkenntnisse sind als relevante Bausteine in die Hypothese der somatischen Marker von Damasio (vgl. Kapitel 2.1.3.6) und in die Konsistenztheorie von Grawe (vgl. Kapitel 2.1.3.9) eingeflossen.

Die psychischen Grundbedürfnisse sind nicht im selben Maße offensichtlich, da sie nicht direkt mit dem Überleben verknüpft sind. Gleichwohl sind sie aber wirkmächtig. Schon der Psychologe Abraham Maslow verdeutlichte 1943 in der nach ihm benannten Bedürfnispyramide, dass es neben den physiologischen Grundbedürfnissen auch psychologische gibt.

Wie in Kapitel 2.1.3.9 dargestellt, hat Grawe, basierend auf den Arbeiten von Seymour Epstein, vier Grundbedürfnisse definiert, die er als empirisch am besten belegt ansieht. Diese benennt er wie folgt:

- das Bedürfnis nach *Orientierung und Kontrolle*
- das Bedürfnis nach *Lustgewinn und Unlustvermeidung*
- das *Bindungsbedürfnis*
- das Bedürfnis nach *Selbstwerterhöhung und Selbstwertschutz*

Da diese Grundbedürfnisse, je nach Situation, einander auch widersprechen können, der Mensch jedoch nach einer möglichst ausgeprägten innerpsychischen Konsistenz strebt, muss eine neuropsychologische Regulation erfolgen. Vereinfacht gesagt entspricht die innerpsychische Konsistenz dem, was auf somatischer Ebene die physiologische Homöostase ist. Somit ist es nicht verwunderlich, dass diese beiden Bereiche zentralnervös überwacht und reguliert werden und das limbische System daran direkt beteiligt ist (vgl. Kapitel 2.1.2.). Wann jedoch diese Bedürfnisse als konsistent und befriedigt erlebt werden, ist interindividuell unterschiedlich. Nicht jeder Mensch hat ein gleich stark ausgeprägtes Bedürfnis nach Orientierung und Kontrolle. Bei manchem ist das Bedürfnis nach Lustgewinn stärker ausgeprägt als jenes nach Bindung. Neben (epi)genetischen Faktoren scheinen die Sozialisation, das Familiensystem, die aktuelle Lebenssituation, spezifische Lebenserfahrungen etc. eine bedeutende Rolle zu spielen.

Für das neuropsychologisch fundierte Coaching ergeben sich hieraus mehrere Implikationen. Zunächst müssen die physischen Grundbedürfnisse ausreichend erfüllt sein, da ansonsten keine ausreichenden Kapazitäten für den Coaching-Prozess zur Verfügung stehen. Wenn jemand akut erkrankt ist, hungert oder erfriert, wird dessen limbisches System, insbesondere der Hypothalamus und die Amygdala, alle Motivation auf die Beseitigung dieses Leidens oder dieser Nöte fokussieren. Damit haben andere Prozesse keine Chance. So einleuchtend diese massiven Verletzungen der physischen Grundbedürfnisse erscheinen, so bedeutend ist Folgendes zur Kenntnis zu nehmen: Auch weniger gravierende Einschränkungen der physischen Grundbedürfnisse, auch nur deren akut drohende Verletzung, können u. U. die Amygdala so stark aktivieren, dass sie Abwehrreaktionsmuster (flight, fight, freeze, vgl. Kapitel 2.1.2.2) in Gang setzt, hinter denen alles andere zurückstehen muss. Demnach ist es ratsam, zu Beginn des Coaching-Prozesses und bei jeder neuen Einheit nach akuten oder chronischen Verletzungen der physischen Grundbedürfnisse zu forschen. Sollte eine Störung vorliegen, so muss sie zunächst beseitigt werden. Alternativ ist sicherzustellen, dass sie nicht so gravierend ist, dass sie den Coaching-Prozess behindert.

Der Fokus ist jedoch auf die psychischen Grundbedürfnisse zu legen. Sie stellen sowohl eine entscheidende motivationale Grundlage für sämtliche Veränderungsprozesse dar als auch ein bedeutendes Korrektiv bei der Zieldefinition. Coaching-Ziele zu definieren, die den individuellen psychischen Grundbedürfnissen des Klienten widersprechen, führt zu einem Scheitern des Prozesses – falls nicht unmittelbar, dann in jedem Fall langfristig.

Bezogen auf die psychischen Grundbedürfnisse sollte zunächst eine genaue Betrachtung erfolgen, welches Bedürfnis beim Klienten wie stark ausgeprägt ist und an welcher Stelle ggf. eine Störung vorliegt. Eine interessante Methodik ist hier z. B. die Plananalyse von Franz Caspar[221], auch wenn im Coaching keine derart eingehende Analyse zwingend ist. Grundsätzlich erscheint jedoch eine Berücksichtigung im Rahmen eines Coaching-Konzeptes essenziell, das persönliche Veränderungsprozesse fokussiert. Sowohl die Motivation für ein Coaching als auch die vom Klienten angestrebten Ziele lassen sich daraus ableiten. Dabei ist es wesentlich, diese Ziele daraufhin zu prüfen, wie sie sich auf alle Grundbedürfnisse auswirken, da es sonst zu einem Konsistenzkonflikt im Sinne der Konsistenztheorie Grawes kommen und keine stabile Verhaltensänderung möglich sein wird. Da die psychischen Grundbedürfnisse, bezogen auf ihre individuelle Ausprägung bzw. Gewichtung, im Laufe des Lebens schwanken, kann es sein, dass diese Überprüfung im Verlauf eines Coaching-Prozesses mehrmals erfolgen muss.

Neben dem Ausschluss akuter Störungen von Grundbedürfnissen, die vorrangig zu beheben sind (s. o.) und dem Abgleich der individuellen Ausprägung von Grundbedürfnissen bei der Zieldefinition dienen, legen

---

221 *Caspar, F.*, Beziehungen und Probleme verstehen, 2007.

die neurowissenschaftlichen Erkenntnisse Folgendes nahe: Eine Veränderung kann dann am erfolgreichsten umgesetzt werden, wenn die psychischen Grundbedürfnisse in ihrer Gesamtheit wahrgenommen und angesprochen werden. Aus diesem Grund soll im Folgenden auf die einzelnen Grundbedürfnisse und ihre Bedeutung für den Coaching-Prozess eingegangen werden.

3.2.4.1 Bindungsbedürfnis

Sowohl Grawe[222] als auch Eßing[223] betonen die Bedeutung, dem Patienten eine positive Bindungserfahrung mit dem Therapeuten zu ermöglichen. So argumentieren sie, wie relevant diese Bindung für einen erfolgreichen Therapieprozess ist. Zwar ist ein Coaching-Prozess nicht in derselben Weise auf eine emotionale Offenheit und Tiefe angewiesen wie eine Psychotherapie, doch ist auch hier eine vertrauensvolle und für den Prozess stabile Bindung notwendig, wie in Kapitel 3.2.3 dargestellt. Nur dann ist nämlich eine Kommunikation über Emotionen, somatische Marker und innere Bilder in einer ausreichenden Offenheit und Intensität möglich.

Der Coach ist demnach gefordert, sich dem Klienten gegenüber zugewandt, freundlich und wohlwollend zu verhalten. Damit dies auch authentisch ist, sollte er laut Grawe „eine warmherzige, extravertierte, optimistische und selbstsichere Person"[224] sein. Diese Forderung beruht auf der Erkenntnis, dass in der wechselseitigen Wahrnehmung viele dieser Bindungsfaktoren durch feine Wahrnehmungen von Gestik, Mimik, Tonlage, Wortwahl etc. erfolgen. Daher werden sie nicht bewusst wahrgenommen und können vom Coach (oder Klienten) nur bedingt willentlich beeinflusst werden, denn sie sind ein Teil der Persönlichkeit. Daher fordert Grawe, dass jener Therapeut, der diese Merkmale „von Natur aus nicht mitbringt, […] in seiner Therapieausbildung viel härter an sich arbeiten [muss], um ebenso gute Therapieerfolge erzielen zu können."[225] Dasselbe soll auch für Coaches gelten, wobei die Autoren dieser Arbeit an diesem Punkt noch ergänzend anmerken, dass die

---

222 *Grawe, K.*, Neuropsychotherapie, 2004.
223 *Eßing, G.*, Praxis der Neuropsychotherapie, 2015.
224 *Grawe, K.*, Neuropsychotherapie, 2004, S. 435.
225 *Grawe, K.*, Neuropsychotherapie, 2004, S. 435.

Fokussierung auf den Ausbildungsprozess nicht ausreichend erscheint. Vielmehr ist es naheliegend, dass alle Coaches dauerhaft an ihrer Befähigung zur Entwicklung guter professioneller Bindungen arbeiten sollten – diejenigen mit einem ausgeprägten Entwicklungsbedarf umso mehr.

Dabei sollte jedoch nicht der Fehler gemacht werden, ein solches Bindungsangebot mit einer ungefilterten und ungesteuerten Nähe und Kommunikation zu verwechseln. Dann droht nicht nur der Verlust der notwendigen professionellen Distanz, um dem Klienten eine objektive Außenperspektive zu bieten, sondern auch ein Mangel an Kontrolle über den Coaching-Prozess.

3.2.4.2 Orientierung und Kontrolle

Der Verlust von Orientierung und Kontrolle macht Angst und die wiederum ist eine der stärksten Reize für die Amygdala, wodurch sie derart stark aktiviert wird, dass andere Prozesse kaum wirken können. Erst wenn die Orientierung und die Kontrolle wiederhergestellt worden sind, ist es möglich, wieder klar zu denken. Als Beispiel kann hier der dunkle Keller angeführt werden. Jedes Kind hat Angst im dunklen Keller und alle ‚Monster', die vom limbischen System in den Keller projiziert werden, verschwinden erst in dem Moment, in dem das Licht jede Ecke ausleuchtet.

Nun sind die Klienten i. d. R. erwachsen und das Coaching ist kein finsterer Keller. Doch zu Beginn liegt ebenfalls vieles im Dunkeln, da der Klient und der Coach nicht wissen (können), was geschehen wird. Anders als der Klient verfügt sein Coach aber über das grundlegende Wissen im Hinblick auf den Prozess und sollte dies mitteilen.

Grundsätzlich lässt sich sagen, dass Transparenz und Selbstbestimmtheit die bedeutendsten Faktoren sind, um das Bedürfnis nach Orientierung und Kontrolle zu befriedigen. Diese müssen daher in sämtlichen Coaching-Prozessen gewahrt werden, sind aber insbesondere zu Beginn von essenzieller Bedeutung, da zu diesem Zeitpunkt grundlegende Weichen für die weitere Beurteilung der Bindung gestellt werden.

3.2.4.3 Lustgewinn und Unlustvermeidung

Die Bedeutung dieses Grundbedürfnisses spiegelt sich in der unter 3.2.2 dargestellten Betonung eines motivierenden, ressourcenbasierten Annäherungsziels wider. Die Nutzung der Ressourcen lässt Menschen i. d. R. motivierter handeln, da sie erfahrungsgemäß v. a. dann erfolgreich in ihrem Handeln sind, wenn sie ihre Stärken nutzen. Erfolg wiederum ist meist mit lustvollen, positiven Emotionen verbunden. Hier erscheint jedoch eine genauere Betrachtung des Begriffes sinnvoll. Es geht um Lustgewinn und somit im Wortsinn darum, einen lustvollen Zustand zu erlangen. Dafür ist es notwendig, Herausforderungen zu bewältigen. Daher darf hier nicht der Fehlschluss gezogen werden, dass es bei der Erfüllung dieses Grundbedürfnisses darum ginge, nur erfolgreiche Handlungen durchzuführen und auf Herausforderungen zu verzichten. In diesem Kontext ist das Gegenteil der Fall. Wie aus der Motivationsforschung bekannt ist, sind Menschen v. a. dann motiviert und empfinden einen Lustgewinn, wenn sie sich Herausforderungen gegenübersehen, die sie absehbar fordern. Dabei ist es ihnen lieber, minimal überfordert (in einem engen Rahmen) als unterfordert zu werden.

Für den Coaching-Prozess ergibt sich hieraus die Forderung, dass die motivierenden, lustvollen Aspekte des angestrebten Ziels bekannt sein sollten, aber insbesondere auch der Weg dorthin so gestaltet ist, dass er lustvoll auf etwas hin statt von etwas weg gerichtet ist.

3.2.4.4 Selbstwerterhöhung und Selbstwertschutz

Man muss kein Narzisst sein, um danach zu streben, den eigenen Wert bzw. das eigene Empfinden zu erhöhen oder andere (oder sich selbst) davon abzuhalten, den eigenen Selbstwert zu verletzen. Dabei hat ein positives Selbstwertempfinden nicht nur positive Auswirkungen auf den Menschen selbst, sondern auch auf die Personen im sozialen Umfeld. Gerade wenn es um persönliche Veränderungsprozesse und um ein Persönlichkeitscoaching geht, sollte man sich im Klaren darüber sein, dass nur solche Veränderungen erfolgreich sein können, bei denen das zukünftige, veränderte Ich des Klienten seinen Selbstwert als erhöht oder zumindest als nicht schlechter wahrnimmt. Daher ist es grundlegend, sich die Zeit zu nehmen, bei allen Zielen die bei Zielerreichung zu erwartenden Veränderungen so umfangreich wie möglich zu überprüfen. Am besten ist es, wenn der Klient und sein Coach ein umfangreiches Bild des veränderten Klienten in der Zukunft imaginieren und dieses sowohl kognitiv als auch limbisch analysieren. Dabei sollten sie darauf achten, welche der beobachteten bzw. imaginierten Veränderungen sich wie anfühlen. Dazu ist folgende Frage hilfreich: Wobei empfindet man eine mögliche Selbstwertverletzung und wobei eine Selbstwerterhöhung?

Der Coach kann dem Klienten hierbei Rückmeldungen aus seiner Sicht anbieten, die der Klient für sich prüfen kann, ob sie für ihn stimmen oder nicht. Ein objektives Richtig oder Falsch kann es dabei nicht geben.

3.3 Eigenes Verständnis des Coachings und des Prozesses

In diesem Kapitel stellen wir unser Coaching-Verständnis und das Coaching-Prozess-Modell vor.

3.3.1 Das eigene Coaching-Verständnis

In diesem Abschnitt wollen wir unser Coaching-Verständnis vorstellen, welches sich im Rahmen der Literaturrecherche herauskristallisiert hat. Durch die Auswertung der verschiedenen Literatur aus den beiden Bereichen Coaching und Neurowissenschaften sowie der im Kapitel 2.2.2 „Was ist Coaching?" ausgewerteten Coaching-Verständnisse der erwähnten Autoren, kommen wir zu folgendem Ergebnis.

Wir schließen uns der Definition von Robert Wegener (siehe Kapitel 2.2.2.6) an, welche wie folgt lautet:

„Coaching als persönliche Form der Prozessberatung unterstützt Klientinnen und Klienten dabei, unter Berücksichtigung ihrer Talente und Fähigkeiten selbstkongruente Leistungs- und Handlungsziele zu identifizieren und/oder zu erreichen. Zu diesem Zweck werden Klientinnen und Klienten von Coaches dazu angeregt, notwendige Lernprozesse zu vollziehen, um zur Verbesserung ihrer Selbststeuerung und bezogen auf ihre Anliegen funktionale Deutungs- und Handlungsmuster auszubilden. Die Überwindung psychischer Störungen sowie reine Wissensvermittlung sind nicht Gegenstand von Coaching."[226]

Wir sind zu der Erkenntnis gekommen, dass Wegeners Definition umfassend sowie detailreich beschreibt, was Coaching ist. Sie enthält die zentralen Aspekte, die sowohl in der Coaching-Literatur, als auch aus neurowissenschaftlicher Sicht gefordert werden. Sie beschreibt nach unserer Auffassung den Kern und vereinigt die wesentlichen Ergebnisse aus dem Kapitel 2.2.2.

Diese zentralen Aspekte sind:
- Dass es sich um eine persönliche Form der Beratung handelt.
- Es ist eine prozessorientierte Beratung.
- Dass Coaching ressourcenorientiert ist, da die Talente und Fähigkeiten des Klienten berücksichtigt und einbezogen werden.
- Dass selbstkongruente Leistungs- und Handlungsziele zu definieren sind, was unserer Forderung nach Annäherungszielen entspricht, die wir aus Grawes Konsistenztheorie abgeleitet haben (vgl. Kapitel 2.1.3.9).
- Zugleich fokussiert die Definition das Lernen neuer Verhaltensmuster.
- Coaching grenzt sich eindeutig von (Psycho-)Therapie ab.

Spezifisch auf die Masterarbeit bezogen, konzentrieren wir uns mit diesem Coaching-Verständnis auf einen personenzentrierten Coaching-Prozess (vgl. Kapitel 2.2.8), welcher in dem klassischen Einzel-Coaching (vgl. Kapitel 2.2.6 und Personal-Coaching Kapitel 2.2.4.5) stattfindet. In diesem Setting geht es um die persönlichen Veränderungsprozesse des Klienten (Gesamtpersönlichkeit), wodurch Anliegen mit Persönlichkeitsbezug (Lebensthemen eines Menschen) einfließen können (vgl. Development Coaching Kapitel 2.2.4.3).

---

226 *Wegener, R.*, Bedeutsame Momente im Coaching, 2019, S. 102.

3.3.2 Gemeinsamkeiten und Unterschiede der Coaching-Prozesse

In diesem Abschnitt werden die wesentlichen Gemeinsamkeiten und Unterschiede der analysierten Prozesse (vgl. Kapitel 2.2.8) erläutert, worauf sich die weitere Bearbeitung der Arbeit stützt.

Die Coaching-Prozesse (vgl. Kapitel 2.2.8) weisen Gemeinsamkeiten im Ablauf auf und sind entweder durch Phasen, Stufen oder Schritte, je nach Autor, abgebildet. Der Vorgang soll als Wegweiser für den gesamten Prozess oder auch für einzelne Sitzungen gesehen werden, um in der Komplexität eines Coaching-Prozesses Orientierung zu geben. Weiterhin stellen diese Prozesse oder Modelle strukturierte Abläufe dar, die aus Gründen der Übersichtlichkeit geradlinig dargestellt sind und so wirken, als ob diese vom ersten bis zum letzten Schritt oder von der oberen bis zur unteren Stufe, abgearbeitet werden müssen. Dies ist nach der überwiegenden Meinung der Forscher nicht der Fall und die Verfasser dieser Arbeit schließen sich dieser Meinung an. Die einzelnen Phasen sollen sich nicht stumpf aneinanderreihen, sondern fließend ineinander übergehen, ohne dass der Klient das Ende einer Phase explizit wahrnimmt. Zudem soll auch der Coach keine Phase aktiv beenden, um eine neue zu beginnen. In diesem Zusammenhang ist auch die Möglichkeit einer iterativen und reflektierenden Betrachtungsweise des Prozesses zu erwähnen, die nicht immer auf den ersten Blick ersichtlich wird. Erst bei näherer Betrachtung der einzelnen Prozesse sowie der dazugehörigen Literatur ist eine Gemeinsamkeit erkennbar geworden, nämlich die Möglichkeit einer sich wiederholenden Phase und schrittweisen Annäherung an das Klientenziel.

Eine weitere wesentliche Übereinstimmung der einzelnen Prozesse liegt in der Aufteilung. Zwar haben die Phasen verschiedene Bezeichnungen und unterschiedliche Schritte. Wird es aber auf einen vereinfachten gemeinsamen Nenner heruntergebrochen, ergibt sich folgende Aufteilung: (siehe zusätzlich nachfolgende Tabelle 15)

- Begrüßung (Kennenlernen) und Vereinbarungen
- Analyse der Themen, Probleme, Situationen
- Planung von Lösungs-, Handlungs- bzw. Interventionsmöglichkeiten

- Umsetzung, Intervention bzw. Anwendung
- Abschluss bzw. Evaluation

Am Beispiel der Analysephase können diese Übereinstimmungen verdeutlicht werden. In allen Prozessdarstellungen wird zunächst das Kliententhema herausgearbeitet. Dafür gibt es jedoch keine einheitliche Bezeichnung. So heißt es z. B.: Problemschilderung bei Radatz (vgl. Kapitel 2.2.8.1), Klärung der Ist-Situation im GROW-Modell (vgl. Kapitel 2.2.8.4) oder Untersuchung des Klientenanliegens und -umfeldes im COACH-Modell (siehe Kapitel 2.2.8.8).

Diese o. a. Aufteilung fließt als Erkenntnis in das Coaching-Prozess-Modell ein und wird im nachfolgenden Abschnitt 3.3.3 erläutert.

Der markanteste Unterschied zwischen den einzelnen Prozessen besteht im Aufbau bzw. in der Anzahl der verschiedenen Ablaufphasen, -stufen oder -schritte. Je nach Autor besteht bspw. das GROW-Modell aus vier Phasen, das COACH-Modell aus fünf Phasen. Beim Coaching nach Lippmann sind es sieben Phasen und das Coaching nach Migge umfasst acht Schritte. Trotz des unterschiedlichen Aufbaus, z. B. der verschiedenen Anzahl von Phasen, ist die inhaltliche Schnittmenge zwischen allen Modellen groß.

Um die erläuterten Unterschiede und Gemeinsamkeiten besser darzustellen, folgt eine tabellarische Übersicht der einzelnen Prozesse. In dieser werden die unterschiedlichen Phasen, Schritte oder Stufen abgebildet. Eine farbliche Kennzeichnung ermöglicht die Betrachtung der inhaltlichen Gemeinsamkeiten (Begrüßung, Analyse, usw.). Für einige Phasen, die sich über mehrere Bereiche verbinden, wurden die Farbkennzeichnungen angepasst, da diese nach der Literaturrecherche inhaltliche Schnittmengen enthalten und diese Bereiche von den verschiedenen Autoren unter einer Bezeichnung zusammengefasst wurden.

3.3 Eigenes Verständnis des Coachings und des Prozesses

Kapitel	Autor	Begrüßung und Vereinbarung	Analyse der Themen/ Probleme/ Situation			Planung		Intervention/ Anwendung		Evaluation/ Abschluss
2.2.8.1	Radatz	Einstieg ins Coachinggespräche	Problemschilderung	Vom Problem zum Ziel	Auftragsgestaltung	Lösungen fokussieren	Lösungen gestalten	Bildung konkreter Maßnahmen		Abschluss Coaching-Gespräch
2.2.8.2	Whede und Wieserthal	Coachingauftakt				Coachingsfeld Interventionsphase				Coachingabschluss/ Abschlussphase
2.2.8.3	Fischer-Epe	Aufträge klären			Coaching-Gespräche (Phase des Gesprächs)					Coaching-Prozess auswerten
2.2.8.4	Whitemore GROW	Klärung des Ziels (Goal: Orientierungsphase)	Klärung der IST-Situation (Reality: Klärungsphase)			Lösungsmöglichkeiten sammeln: (Options: Lösungs- und Veränderungsphase)				Festlegung des Handlungsplanes (Will and What next: Abschlussphase)
2.2.8.5	Lippitt G.L./ Lippitt R.	Formulierung Kontrakts/ Aufbau Arbeitsbeziehung	Definition Problem/ diagnostische Analyse			Zielsetzung und Vorgehenspläne		Durchführung und Erfolgskontrolle		Sicherung der Kontinuität
2.2.8.6	Migge	Kontakt und Einstieg	Themen/ Aufgaben sammeln (Analyse)			Partnerschaftliche Planung gemeinsamer Zeit (Planung)		Interventionsphase	Rückkopplungsschleifen/ Praxistransfer	Ende/ Evaluation/ Qualitätssicherung (Beendigung)
2.2.8.7	Lippmann	Einstiegs-/ Kontaktphase mit Kontextklärung	Ziele (Soll) und Situation (Ist) herausarbeiten			Lösungen entwickeln			Transfer sichern/ Entwicklen klar überprüfbarer, nächster Schritte	Auswertung und Abschluss
2.2.8.8	Rauen und Steinhübel COACH	Come together (Kennlern- und Kontaktphase)	Analysis (Untersuchung Klientenanliegen und Klientenumfeld)			Sammlung von Lösungsmöglichkeiten (Options: Lösungs- und Veränderungsphase)		Change (Veränderungsphase)		Harbour (Zielerreichung und Abschluss)
2.2.8.9	Müller	Aquisitionsphase	Vorphase/ Auftragsphase			Prozess- Phase				Abschlussphase
2.2.8.10	Kanfer	Herstellen günstiger Ausgangsbedingungen/ Aufbau tragfähige Arbeitsbeziehung	Analyse/ Aufbau einer Veränderungsmotivation	Zielanalyse/ Vereinbarung Coachinginhalte und Interventionen				Durchführung spezifischer Interventionen	Evaluation von Prozess-/ Ergebnisqualität (Fortschritte/ Erfolge)	Generalisierung/ Optimierung

Tabelle 13: Übersicht Zusammenfassung der Prozesse

Diese Erkenntnisse sind in die Erstellung des Coaching-Prozess-Modells eingeflossen und bilden somit eine weitere Grundlage für unsere Entwicklung eines neuropsychologisch fundierten Coaching-Konzeptes.

3.3.3 Das Coaching-Prozess-Modell

In diesem Abschnitt wird unser Coaching-Prozess-Modell vorgestellt, das in der Darstellung 16 visuell abgebildet ist. In ihm sind die Erkenntnisse aus den Kapiteln 2.2 sowie 3.3 vereinigt und die unterschiedlichen Coaching-Prozesse eingeflossen. Dieses Modell stellt eine Zusammenfassung der bedeutendsten Erkenntnisse dar und bildet das Grundmodell für unser Konzept.

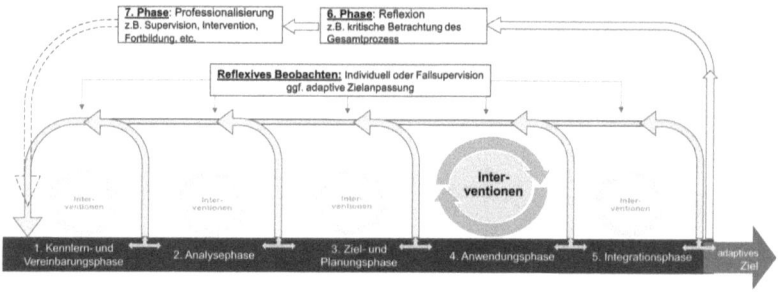

Darstellung 16: Das Coaching-Prozess-Modell

Der Prozess besteht aus sieben Phasen, die die inhaltliche Schnittmenge zu den recherchierten Modellen widerspiegeln. Die inhaltlichen Bestandteile der Phasen werden später im Kapitel 3.4 betrachtet.

In Bezug auf den Ablaufprozess wurden die ersten fünf Phasen mit einem fließenden und ineinandergreifenden Übergang sowie mit einer reflektierenden und iterativen Vorgehensweise dargestellt. Somit soll die Veränderungsdynamik in einem Coaching-Prozess berücksichtigt werden und dem Coach durch sein reflektives Beobachten und Fragen, falls notwendig, die Möglichkeit gegeben werden, auf die veränderten Klientenziele zu reagieren. Diese ersten fünf Phasen des Prozesses werden der Klienten-Coach-Beziehung zugeordnet und die Phasen 6 und 7 dem Coach für seine Weiterentwicklung.

In jeder einzelnen Phase sind Interventionen integriert, wobei sich die der vierten Phase, der hauptsächlichen Veränderungs- und Interventionsphase, deutlich von denen der restlichen abheben. Der Hintergrund ist, dass in jeder Phase kleinere Interventionen durchgeführt bzw. angewendet werden, worauf die nachfolgenden Phasen aufbauen können. Zum Beispiel ist das im COACH-Modell von Rauen und Steinhübel (siehe Kapitel 2.2.8.8) in der ersten Phase (Come-together) der Fall. Dort dienen in der sog. Kennlern- und Kontaktphase erste Interventionen als Grundlage zum Aufbau der Beraterbeziehung.

Eine Erweiterung sind die Phasen 6 und 7, die sich im Gegensatz zu bestimmten recherchierten Coaching-Prozessen unterscheiden. Hier fließen die Möglichkeiten ein, wie es z. B. auch Migge in seinem Prozess beschreibt. So geht es um eine Betrachtung des Gesamtprozesses (Selbstreflexion durch den Coach), die Supervisionsmöglichkeiten des Coaches (z. B. Fallsupervision) oder darum den Austausch auf Verbandsebenen durchzuführen. Diese beiden erweiterten Phasen beenden den Prozess (Kreislauf) und führen durch die gewonnenen Erkenntnisse, Erfahrungen sowie Kompetenzen zum nächsten Klienten. Dadurch findet eine fortlaufende Optimierung, Professionalisierung und Qualitätssicherung des Prozesses, aber auch des Coaches statt.

3.4 Das neuropsychologisch fundierte Coaching-Konzept

In diesem Kapitel werden die zuvor gewonnenen Erkenntnisse aus den vorherigen Kapiteln in unser *neuropsychologisch fundiertes Coaching-Konzept* integriert. Dieses wird zuerst anhand einer visualisierten Darstellung des Prozessablaufs im neuropsychologischen Coaching-Konzept dargestellt und in den anschließenden Abschnitten näher erläutert. Die Darstellung 17 baut auf dem Coaching-Prozess-Modell in Darstellung 16 auf und wird durch die neuropsychologischen Integrationskreise ergänzt.

3. Ergebnisse: Neuropsychologisches Coaching

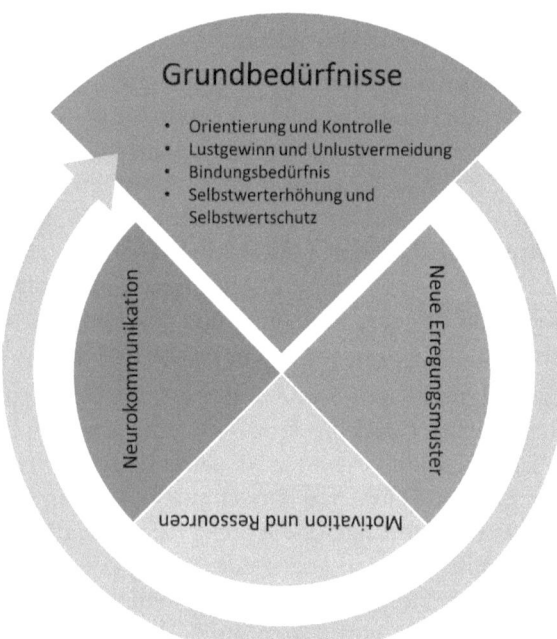

Darstellung 17: Visualisierung des Prozessablaufs im neuropsychologischen Coaching-Konzept

In den folgenden Abschnitten erläutern wir die einzelnen Coaching-Phasen und den entsprechenden Fokus der neuropsychologischen Integration.

3.4.1 Phase 1: Begrüßungs- und Vereinbarungsphase

„Wie das Fundament für ein Haus ist, ist der Einstieg für ein Coaching: eine Grundlage, die alles Weitere trägt."[227]

Wie in Kapitel 2.2.8.8 ersichtlich, befindet sich der Klient in einem Entscheidungs- und Klärungsprozess, ob ein Coaching notwendig ist

---

227 Wehrle, M., Die 100 besten Coaching-Übungen, S. 9.

und wer sein Coach sein könnte. Nachdem der Klient den Bedarf eines Coachings bzw. einer Unterstützung festgestellt hat, kommt es in dieser Phase zum Kennenlernen, dem sog. (Erst-)Kontakt. Das sind die ersten Minuten zwischen dem Klienten oder Auftraggeber und dem Coach. Laut Radatz und dem o. a. Zitat von Wehrle ist sie eine entscheidende Phase im Prozess.

Hier finden bewusste und unbewusste Entscheidungsprozesse statt, ob eine tragfähige Klienten-Coach-Beziehung aufgebaut werden kann. Kommt es in dieser Phase zu keiner ausreichenden Bindung oder keinem *Matching*, wie Migge (Kapitel 2.2.8.6) es beschreibt, wird entweder kein gemeinsamer Coaching-Prozess begonnen oder es ergeben sich möglicherweise in der weiteren Zusammenarbeit Störungen. Um dies zu vermeiden, sollte es dem Coach gelingen, den Klienten in seiner Welt abzuholen, seine Bedürfnisse zu erkennen, ihn zu motivieren und auf ihn einzugehen, damit dieser sich auf den Coaching-Prozess einlassen bzw. diesem öffnen kann. Durch einen guten Gesprächseinstieg (vgl. Kapitel 2.2.8.1) bzw. erste Interventionen (siehe Kapitel 2.2.8.8) kann die Erfolgserwartung des Klienten mobilisiert (vgl. Kapitel 2.2.8.2) und eine vertrauensvolle, mit positiven Emotionen verbundene sowie offene Kommunikation aufgebaut werden.

Auf diesem Fundament einer auf Augenhöhe stattfindenden, vertrauensvollen sowie wohlwollenden Gesprächsatmosphäre bildet sich die Basis für eine konstruktive Zusammenarbeit. In dieser Phase können weitere bedeutende Aspekte und organisatorische Punkte geklärt werden. Dabei ist Transparenz ebenfalls ein wesentlicher Aspekt der ersten Phase. Dazu schreibt Wehrle: „Der Coaching-Prozess basiert auf Transparenz und Vereinbarungen."[228]

Um eine Transparenz herzustellen, muss dem Klienten dargelegt werden, worauf er sich einlässt, was passieren wird, wie der Ablauf ist und welche Verantwortungen bestehen. Hierzu gehören z. B. folgende Punkte:

- Erklärung der Gesprächs- und der Prozessabläufe
- Klärung der Aufträge und erste Sichtung der Klientenanliegen (mit Auftraggeber/Klienten, Dreiecksverhältnis hinterfragen)

---

228 *Wehrle, M.*, Die 100 besten Coaching-Übungen, S. 15.

- Erläuterung der Rahmenbedingungen: Voraussetzungen, Grundlagen, Klärung der Klienten- sowie der Coach-Rolle und der sich daraus ergebenden Verantwortlichkeiten, Klärung der Schweigepflicht und des Umgangs mit Informationen, der Finanzierung usw.

Somit kann auf der Basis von Vertrauen und Transparenz ein Kennenlernen stattfinden, wodurch der Klient und der Coach die Entscheidung treffen können, ob sie und das Anliegen zusammenpassen. Nach dieser Entscheidung und dem Einverständnis des Klienten kann die Vereinbarung angesprochen werden. In dieser Coaching-Vereinbarung, bei Migge psychologischer und Dienstleistungsvertrag genannt (siehe Kapitel 2.2.8.6), werden detailliert Absprachen, Regeln der Zusammenarbeit, der Auftrag, die Kosten, der Zeitraum und weitere Rahmenbedingungen verbindlich festgehalten.

Nachdem der Coaching-Prozess, wie Lippmann es bezeichnet (siehe Kapitel 2.2.8.7), transparent (klar und nachvollziehbar) gestaltet ist sowie die organisatorischen Punkte besprochen und fixiert sind, kann der Fokus auf die Themenbearbeitung gerichtet werden.

3.4.1.1 Neuropsychologische Integration

Der inhaltliche Fokus wurde hinreichend erläutert. Aus neuropsychologischer Sicht ist in dieser Phase v. a. der Kontaktaufbau bedeutend. Wie bereits unter 3.2 beschrieben, entspricht es der Idealvorstellung, dass möglichst alle Punkte des neuropsychologi-schen Integrationskreises berücksichtigt werden. Zugleich erscheinen in den Phasen des Coaching-Prozesses unterschiedliche Schwerpunkte sinnvoll und notwendig. In der ersten Phase ist es nach Meinung der Autoren zielführend, zunächst die Grundbedürfnisse in den Vordergrund zu stellen.

Dabei kommt dem Bedürfnis nach Orientierung und Kontrolle sowie dem Bindungsbedürfnis eine besondere Bedeutung zu. Der Erstkontakt spricht bei allen Beteiligten, sowohl beim Coach als auch beim Klienten, das Bedürfnis nach Orientierung und Kontrolle an, da es sich um eine neue und damit potenziell unübersichtliche und unkontrollierte Situation handelt. Dies gilt für den Klienten in mehrfacher Hinsicht. Zum einen begibt er sich in eine für ihn neue Situation und ein neues Umfeld. Zum anderen obliegt zunächst die meiste Kontrolle über den Prozess dem Coach, da dieser die Rahmenbedingungen des Erstkontaktes vorgibt. Je nachdem, wieviel Coaching-Erfahrung der Klient mitbringt und wie stark das Bedürfnis nach Orientierung und Kontrolle individuell ausgeprägt ist, stellt die erste Phase eine mehr oder weniger große Irritation dieses Grundbedürfnisses dar. In dieser Phase ist es daher unerlässlich, dass der Coach so transparent wie möglich darüber informiert, welchen Einfluss und welche Kontrolle der Klient im Coaching ausüben kann. Dabei geht es nicht nur um eine rein kognitive Erklärung, die dem Klienten vermittelt, wie der Ablauf ist (Orientierung) und dass er selbstbestimmt und eigenverantwortlich handeln kann und muss (Kontrolle). Vielmehr sollte ihm dies auch durch die Haltung des Coaches und die Rahmenbedingungen des Erstkontaktes vermittelt werden. Wie bereits in der Beschreibung des limbischen Systems (vgl. Kapitel 2.1.2) dargestellt, überprüft es ständig die aufgenommenen äußeren und inneren Reize auf der Suche nach möglichen Gefahren für die physischen und psychischen Grundbedürfnisse. Dabei werden nicht primär die augenscheinlichen und kognitiv bereits erfassten Gefährdungen als Erstes erkannt, sondern alle kleinen Hinweise, die zumeist nicht bewusst wahrgenommen werden. In diesem Sinne ist es zu verstehen, dass kleine Zeichen, wie ein offenes und freundliches Lächeln, das Angebot, sich den eigenen Platz im Raum auszusuchen etc., bereits einen wesentlichen Beitrag zur Wahrung des Grundbedürfnisses nach Orientierung und Kontrolle leisten können. Auch die Etablierung fester Begrüßungsmuster, Abläufe oder Rahmenbedingungen – im Sinne eines Rituals, können dabei hilfreich sein.

Hier muss noch einmal auf Grawe verwiesen werden, der beschreibt, dass diese Interventionen voraussetzen, dass die jeweils vom Coach vermittelten Beziehungsangebote auch authentisch sind. Das limbische System ist in der unbewussten Verarbeitung von Wahrnehmungen so schnell und sensibel, dass eine hohe Wahrscheinlichkeit besteht, dass es vorgetäuschte Offenheit und Sympathie erkennt – aufgrund der unbewusst wahrgenommenen Divergenz zwischen der verbalen und der nonverbalen Kommunikation. Zwar kann es sein, dass dies dann nicht zu einer kognitiven Bewusstheit führt („Der Coach tut nur so, als wäre er offen"), sondern lediglich zu einem unguten Gefühl oder einer Ambivalenz gegenüber dem Coach. Doch bereits das genügt, um den weiteren Verlauf des Prozesses zu gefährden oder zumindest zu erschweren.

Das Kognitive darf jedoch auch nicht außer Acht gelassen werden – es ist ebenfalls relevant. Die kognitive Verarbeitung benötigt aber länger und so nimmt es mehr Zeit in Anspruch, bis sich ihr Einfluss auswirken kann. Hat das limbische System bis dahin schon auf Abwehr bzw. Ablehnung gestellt, wird es umso schwerer, über den kognitiven Zugang gegenzusteuern.

Zusammenfassend lässt sich dieser Schwerpunkt mit folgender Grafik in das Phasenmodell integrieren (Darstellung 18):

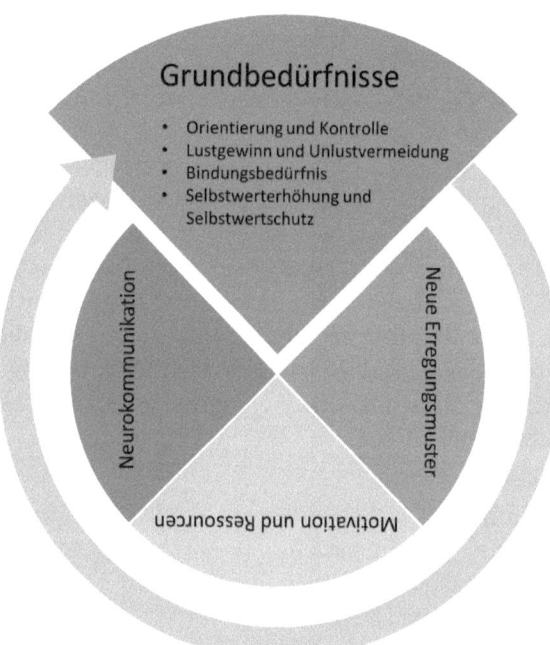

Darstellung 18: Fokus auf die Grundbedürfnisse im neuropsychologischen Integrationskreis

Darstellung 18 verdeutlicht den Fokus auf die Grundbedürfnisse im Verlauf der ersten Phase des Coaching-Prozesses. Der umschließende Pfeil verdeutlicht, dass es sich bei der Betrachtung der Grundbedürfnisse nur um einen Fokus handelt und auch die anderen Faktoren einbezogen bzw. berücksichtigt werden sollten.

3.4.2 Phase 2: Analysephase

Die Phase 2 dient u. a. dem Wachstum und der Festigung der Klienten-Coach-Beziehung (vgl. Kapitel 2.2.8.8), aber der Fokus liegt auf der Themenbearbeitung, auch Anliegenbearbeitung genannt. Nach dem GROW-Modell von Whitmore (siehe Kapitel 2.2.8.4) findet hier eine Klärung der Ist-Situation statt. Dabei geht es geht z. B. um folgende Fragen: Wie lautet das Thema? Was motiviert den Klienten dazu, ein Coaching zu machen? Welches Thema beschäftigt den Klienten?

Im Rahmen der Bearbeitung werden auch die Kliententhemen aus der ersten Sichtung (Phase 1) aufgegriffen und angesprochen. Wie Rauen und Steinhübel in ihrem Prozess darstellen (vgl. Kapitel 2.2.8.8), sind diese ersten Themen oftmals Oberflächenthemen. Radatz formuliert es folgendermaßen: „Hilf mir, mein Problem zu verstehen" (vgl. Kapitel 2.2.8.1) oder „Das eigentliche Problem liegt hinter dem Präsentierproblem"[229].

Wie in Kapitel 2.2.4 beschrieben, können die Themenbereiche sowohl beruflich als auch privat vielfältig sein. Der Coach soll durch seine Unterstützung dem Klienten helfen, seine Themen bzw. Situation zu schildern und sich über diese klar zu werden. In diesem Zusammenhang schreibt Lippmann (vgl. Kapitel 2.2.8.7), dass es darum geht, die Ist-Situation herauszuarbeiten. Zudem ist es für ihn bedeutend, dass der Coach das Anliegen verstanden hat.

Um das Thema oder die Themen des Klienten bearbeiten und ordnen zu können, ist vorher eine Analyse durchzuführen. Zwar gibt es für diese in den verschiedenen Prozessen der Autoren keine einheitlichen Bezeichnungen, aber sie ist ein wesentlicher Bestandteil aller Modelle. Zum Beispiel ist es die Problemschilderung bei Radatz, die Klärung der Ist-Situation in der Klärungsphase im GROW-Modell, die Definition des Problems (Kraftfeldanalyse) in den sechs Phasen der

---

229 *Radatz, S.*, Beratung ohne Ratschlag, 2015, S. 126.

Beratung, im COACH-Modell in der Analysis-Phase (Untersuchung des Klientenanliegens und des -umfeldes), aber auch bei Migges acht Coaching-Schritten findet eine Analyse statt. Diese beschäftigt sich bspw. mit folgenden Fragen (vgl. Kapitel 2.2.8.6):
- Worum geht es genau?
- Was ist das Problem bzw. Thema?
- Was gibt es für Ressourcen?
- Was sind die Bedürfnisse? (anhören, anschauen, verstehen)
- Wer sind die Mitspieler?
- Wie sind die Umstände oder die Situation des Anliegens?
- Wie sind die biografischen Bezüge und Muster?

Ist das Thema oder sind die Themen herausgearbeitet, beginnt die tiefere Bearbeitung (Hintergründe, Vernetzung, Bedürfnisse usw., vgl. Kapitel 2.2.8.6) sowie die Sortierung und die Priorisierung der Themen. Dies erfolgt bis sich *ein klares Thema* für den Klienten herauskristallisiert hat. Daraufhin ist der Zeitpunkt gekommen, die Themenbearbeitung abzuschließen und der fließende Übergang in die nächste Phase kann stattfinden.

3.4.2.1 Neuropsychologische Integration

Hier steht die bewusste Wahrnehmung der für die Neurokommunikation bedeutenden Faktoren im Vordergrund, um diese für den weiteren Prozess nutzen zu können. Der Coach soll den Klienten dazu anleiten und ermutigen, von den Emotionen zu berichten, die mit dem Anliegen verbunden sind. Dabei ist es bedeutend, dass er auch darüber spricht, wie er diese körperlich wahrnimmt und zum Ausdruck bringt. Auch die Frage nach den inneren Bildern, die dabei auftauchen, gibt wesentliche Hinweise. Dabei kann es für das Verständnis des Prozesses hilfreich sein, wenn der Coach nach den damals in der jeweiligen Situation auftauchenden Bildern fragt oder nach den jeweiligen Situationen, die für das Problem stehen. Falls diese nicht erinnert werden, so kann nach Bildern gesucht werden, die jetzt, im Moment des Gespräches, entstehen.

Die so erfragten Emotionen, somatischen Marker und inneren Bilder sollte der Coach zunächst aufgreifen, um zu klären, ob er sie richtig verstanden hat – sowohl in ihrer Bedeutung und ihrem Wirkung für den Klienten als auch in Bezug auf die Intensität und die Ausprägung. Es geht nicht darum, dass der Coach eine Deutung dieser Wahrnehmungen vornimmt, sondern darum, sich zu vergewissern, dass er die Schilderungen des Klienten so verstanden hat, wie dieser sie gemeint hat. Da es für viele Klienten eine neue und ungewohnte intensive Auseinandersetzung mit einem bewegenden Thema darstellt, ist diese Rückversicherung nicht nur für den Coach relevant, sondern auch für den Klienten, der so noch einmal für sich selbst überprüfen kann, ob diese Wahrnehmungen stimmen oder nicht. Zudem fördern sie die Transparenz für den Prozess und sorgen für ein besseres Verständnis. Hat der Klient Schwierigkeiten, innere Bilder und Emotionen wahrzunehmen, so können Imaginationstechniken helfen, die gezielt durch die erlebte Situation hindurchführen und alle Wahrnehmungen abfragen – z. B. im Sinne einer VAKOG-Analyse im NLP, also der gezielten Frage nach sämtlichen Sinneskanälen (visuell, auditiv, kinästhetisch, olfaktorisch, gustatorisch).

Während dieser Schilderungen sollte der Coach auch die nonverbale Kommunikation und damit Mimik und Gestik, Atmung und Tonlage etc. beobachten. Gemeinsam mit den verbalen Schilderungen des Klienten, den Rückfragen des Coaches und den Beobachtungen zur nonverbalen Kommunikation ergibt sich so eine erste Grundlage aus inneren Bildern, Emotionen und somatischen Markern, die für eine gemeinsame Neurokommunikation genutzt werden können.

Neben diesem Aufbau eines verbalen Grundstocks kann es schon in dieser Phase des Prozesses sinnvoll sein, den Zusammenhang von Kognition und Emotion zu verdeutlichen und zu etablieren. Dies geschieht auf die Weise, dass diese nicht voneinander getrennt, sondern stets verbunden sind. Zwar geht es in dieser Phase noch nicht darum, aus dieser Erkenntnis konkrete Veränderungen abzuleiten, jedoch kann dies den Klienten dabei unterstützen, seine Perspektive in der Betrachtung der Ereignisse zu verändern.

Darstellung 19 zeigt den Fokus der zweiten Phase des neuropsychologischen Coachin-Modells, wie er zuvor beschrieben wurde.

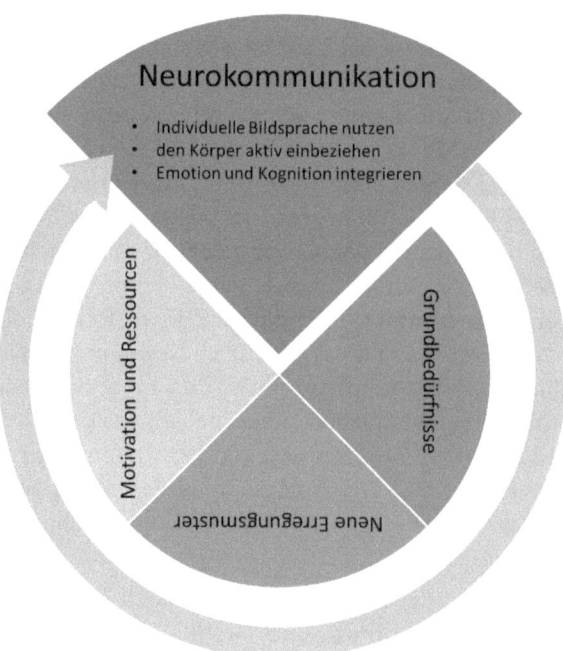

Darstellung 19: Fokus auf die Neurokommunikation im neuropsychologischen Integrationskreis

3.4.3 Phase 3: Ziel- und Planungsphase

Der Schwerpunkt der Phase 3 liegt erstens auf der Herausarbeitung sowie der konkreten Zielformulierung mit ihren Erfolgskriterien. Radatz nennt dies den Weg „[v]om Problem zum Ziel"[230] (siehe Kapitel 2.2.8.1). Zweitens steht die Planung der Handlungs- bzw. der Interventionsmöglichkeiten im Fokus.

Wie im Prozess von Kanfer dargestellt (siehe Kapitel 2.2.8.10), findet in dieser Phase eine Zielanalyse sowie die Vereinbarung von Interventionen statt. Dies bedeutet für Kanfer, ein konkretes Ziel zu formulieren,

---

230 *Radatz, S.*, Beratung ohne Ratschlag, 2015, S. 166.

Prioritäten festzulegen und gezielt Interventionen zu planen. Außerdem ist es bedeutend den Klienten dazu zu motivieren, am Prozess aktiv teilzunehmen und Verantwortung zu übernehmen.

In dieser Phase unterstützt der Coach den Klienten bei der Gestaltung, sein klares sowie stimmiges, zum Klienten passendes Ziel zu formulieren. Hier muss der Coach durch gezielte Interventionen den Klienten dahinführen, dass mithilfe seiner Zielformulierung folgende Frage beantwortet werden kann: ‚Welche Kriterien muss eine Zielformulierung enthalten?' Als Einleitung zur Antwort schreiben, z. B. Eremit und Weber: „Wenn wir definiert haben, was wir und wohin wir wollen, können wir unsere Fähigkeiten, Talente, Begabungen, Zeit und Ressourcen gezielt einsetzen."[231]

Das heißt Folgendes:[232]

- Das Ziel sollte bedeutend sein (Entschlossenheit).
- Das Ziel sollte mit dem Einsatz vorhandener Fähigkeiten und Stärken umsetzbar sein.
- Es sollte eine realistische Chance vorhanden sein, das Ziel zu erreichen.
- Das Ziel sollte klar definiert sein und einen individuell abgestimmten Umsetzungsplan enthalten (z. B. Meilensteine, Zeitrahmen, schriftliche Dokumentation).

Ein wesentlicher Punkt sind die sog. Messkriterien, um den Erfolg (Ziel erreicht) bzw. eine Evaluation durchführen zu können.

Mit Blick auf den Umsetzungsplan ist in dieser Phase auch die Planung gezielter Interventionen zu entwickeln. Hier schreibt Migge (siehe Kapitel 2.2.8.6), dass es eine partnerschaftliche und kooperative Planung der gemeinsamen Zeit bzw. der möglichen Veränderungsschritte ist. Es geht um die Reihenfolge der Bearbeitung (Priorisierung) und darum, welche Methoden sinnvoll und erwünscht zur Zielerreichung eingesetzt werden können.

---

231 *Eremit, B.*, Individuelle Persönlichkeitsentwicklung: Growing by Transformation, 2016, S. 87.
232 Vgl. *Eremit, B.*, Individuelle Persönlichkeitsentwicklung: Growing by Transformation, 2016, S. 87 f.

Ist das Veränderungsziel herausgearbeitet sowie formuliert und ist die Planung der Interventionen besprochen und vereinbart, beginnt der fließende Übergang zur Phase der Anwendung der Interventionen.

3.4.3.1 Neuropsychologische Integration

Um am Ende dieser Phase ein tragfähiges Annäherungsziel für den Coaching-Prozess definiert zu haben, muss es von einer ausreichend starken intrinsischen Motivation getragen werden. Diese kann nicht der Coach erzeugen, sondern er kann sie lediglich fördern.

In den meisten Fällen ist die Zielvorstellung des Klienten zu Beginn des Prozesses eher vage und entspricht nicht unbedingt den Anforderungen an ein motivierendes Annäherungsziel.

Neben den klassischen Fragen nach dem *Warum* ist es entscheidend, im Sinne der in Phase 2 begonnenen Integration von Emotionen, somatischen Markern und inneren Bildern die Gründe für ein Annäherungsziel nicht allein kognitiv herzuleiten, sondern es konkret auf seine körperlichen und emotionalen Qualitäten hin zu untersuchen. Vereinfacht kann man sagen, dass selbst ein hervorragend kognitiv hergeleitetes Ziel nicht ausreichen wird, wenn es nicht von eindeutig positiven Emotionen und somatischen Reaktionen begleitet wird. Wie in der Theorie der prädiktiven Kognition dargestellt, werden Emotionen im Vorfeld der realen Reize erzeugt und zwar aufgrund der bestehenden Vorerfahrungen des jeweiligen Individuums. An dieser Stelle postulieren die Verfasser der Master-Thesis, dass es wahrscheinlich ist, dass ein Ziel nicht dauerhaft motiviert, also positive Emotionen erzeugt, wenn es nicht schon im Vorfeld so gestaltet wird, dass es im neuropsychologischen System positive Emotionen triggert. Zugleich sei darauf verwiesen, dass die positiven Emotionen und somatischen Marker gemeinsam mit den kognitiven Überlegungen und Abwägungen ein Annäherungsziel ergeben müssen. Primär kognitiv getroffene Ziele verfehlen ihre Wirksamkeit, da sie die wirkmächtige emotionale Ebene zu oft ausblenden. So drohen primär emotional entwickelte Ziele zu reinen Zukunftsillusionen zu verkommen, die schwer bis nicht zu realisieren sind.

Neben der Zielentwicklung steht auch die Aktivierung und die Nutzung von Ressourcen im Fokus. Sie sind nicht nur ein notwendiges

Mittel, um das jeweilige Ziel zu erreichen, sondern auch ein grundlegender Baustein bei der Aufrechterhaltung der Motivation. Um die Ressourcen des Klienten herauszuarbeiten, bieten sich Methoden aus verschiedenen Coaching-Verfahren (vgl. Kapitel 2.2.5) an, da sie nahezu alle einen Fokus auf die Arbeit mit Ressourcen legen. Entscheidend ist hier, dass von allen Ressourcen des Klienten jene ausgewählt und aktiviert werden, die für die Erreichung des Ziels relevant sind. Hier besteht die spannende Aufgabe des Coaches darin, neue Perspektiven im Hinblick auf die Ressourcen des Klienten zu entwickeln und ihm diese zu spiegeln.

In Darstellung 20 ist der Fokus der dritten Phase ersichtlich.

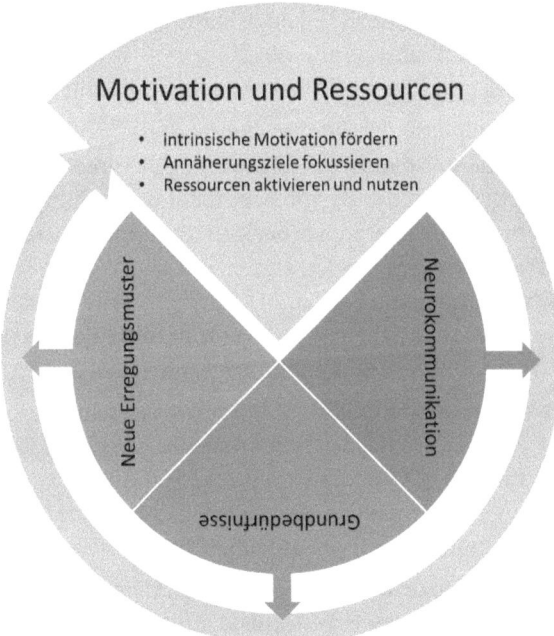

Darstellung 20: Fokus auf die Motivation und Ressourcen im neuropsychologischen Integrationskreis

3.4.4 Phase 4: Anwendungsphase

In Phase 4 liegt der Schwerpunkt in der Anwendung der geplanten Interventionen. Daher gilt sie als Hauptphase der Interventionen und der Veränderung. Es ist der Zeitpunkt, an dem der Coach stärker gefordert wird und sich am intensivsten einbringen kann, da er der Experte für die Intervention ist. Laut Migge (vgl. Kapitel 2.2.8.6) werden hier die meisten Veränderungsinterventionen (Methoden, Tools, Übungen etc.) durchgeführt. Auch die sog. ‚Hausaufgaben' für den Lebensalltag und die Stärkung der Motivation gehören für Migge dazu. Dieser Meinung und damit der Aufrechterhaltung der Motivation des Klienten und der gezielten Interventionsanwendung in dieser Phase schließt sich Kanfer an (vgl. Kapitel 2.2.8.10). Nach Wrede und Wiesenthal (vgl. Kapitel 2.2.8.2) finden in dieser Phase z. B. Dialoge statt, in denen der Coach Denkanregungen anbietet und somit die Reflexion fördert, die zur Erkenntnisgewinnung und Potenzialfreisetzung beim Klienten führt.

Wird der Begriff *Hauptphase der Interventionen und der Veränderung* nochmals aufgegriffen, soll damit zur Darstellung kommen, dass die Interventionen und der Veränderungsprozess nicht nur in dieser Phase stattfinden, sondern schon in den vorherigen begonnen haben und dies ein stetiger Wachstumsprozess ist. Um es mit den Worten Rauens und Steinhübels (vgl. Kapitel 2.2.8.8) zu beschreiben, befindet sich der Klient nun in der bewussten (sichtbaren) Veränderung, da diese jetzt bewusst thematisiert, fokussiert und erkennbar ist bzw. wird.

Um den Transfer sicherzustellen, schreibt Lippmann in seinem Prozess (vgl. Kapitel 2.2.8.7), dass die nächsten Schritte des Klienten klar und überprüfbar sein müssen. Das heißt, konkrete Handlungspläne mit Maßnahmen sind zu erstellen sowie die nächsten Schritte festzulegen. Ebenfalls wie Migge empfiehlt er ‚Hausaufgaben' für den Klienten.

Zusätzlich bestehen im Prozess von Migge sog. *Rückkopplungsschleifen*. Da der Klient seine Ergebnisse, Erkenntnisse und neuen Handlungsoptionen aus der Anwendungsphase im Alltag ausprobiert, müssen die gesammelten Erfahrungen erneut analysiert werden. Diese können ggf. zu veränderten Interventionen und somit zu einer Rückkehr in eine vorherige Phase des Coaching-Prozesses führen. Ebenso sind in diesem Zusammenhang die Veränderungen und neuen Interventionen zu überprüfen, ob diese noch zum Klienten passen.[233]

Um diesen Veränderungsprozess, die Zielerreichung und eine erfolgreiche Anwendung der Interventionen sicherzustellen, erfolgt in der kommenden Phase eine Reflexionsmöglichkeit und bei erfolgreicher Zielerreichung der Abschluss.

3.4.4.1 Neuropsychologische Integration

Nun geht es um den Aufbau neuer Erregungsmuster. Diese wurden bereits in der vorherigen Phase angebahnt, doch nun soll sie der Klient aktiv umsetzen. Wie bereits in Kapitel 3.2.1 geschildert, ist es dafür notwendig, dass das gewünschte neue Verhalten möglichst häufig wiederholt wird – idealerweise unter realen Bedingungen und mit kleinen Veränderungen.

Im Coaching selbst bieten sich bereits Möglichkeiten des Übens an, auch wenn i. d. R. das Zielverhalten nicht auf die Coaching-Situation bezogen ist. Wie aus der neurowissenschaftlichen Forschung zu entnehmen ist, hat bereits die Vorstellung einer Handlung einen aktivierenden Effekt auf die an der realen Handlung beteiligten Hirnareale. Daher bietet es sich in der Vorbereitung an, das neue Verhalten zunächst zu imaginieren und zwar so detailreich wie möglich. Der Coach kann den Klienten dazu anleiten, eine Situation zu imaginieren, in der er das Zielverhalten anwenden möchte. Dabei sollten so viele Einzelheiten wie möglich wahrgenommen werden und v. a. die emotionalen und die körperlichen Reaktionen des Klienten durch den Coach gezielt erfragt werden. Dies geschieht dann im Sinne eines in sensu durchgeführten Verhaltensexperimentes, wie es aus der VT bekannt ist. Auch hypnotherapeutische Ansätze, Trancen oder NLP-Formate sind dafür geeignet.

Eine Ergänzung bieten im Rahmen des Coachings auch Rollenspiele. Klassischerweise spielt der Coach dabei das in der für das Zielverhalten relevanten Situation anwesende Gegenüber. Doch er sollte dem Klienten auch die Möglichkeit bieten, sein Verhalten von außen zu betrachten, indem der Coach die Rolle des Klienten übernimmt und

---

233 Vgl. *Migge, B.*, Handbuch Coaching und Beratung, 2018, S. 59.

dabei ggf. Aspekte des Verhaltens verdeutlicht, die der Klient selbst noch nicht wahrgenommen hat.

Ist das Zielverhalten ausreichend gut etabliert, dann müssen die Alltagssituationen identifiziert werden, in denen der Klient zwischen den einzelnen Coaching-Terminen üben kann. Die nächsten Sitzungen dienen dann dazu, die Situationen zu besprechen, in denen der Klient das neue Verhalten erprobt hat. Dabei sind folgende Fragen hilfreich: Was gelang dem Klienten gut? Welchen Aspekt des Zielverhaltens konnte er umsetzen und welche nicht? Wie hat sich das neue Verhalten angefühlt? Welche Impulse gab es? Was muss noch angepasst werden?

Solche und weitere Fragen helfen dabei, die Identifikation mit dem Zielverhalten immer weiter zu stärken und dieses zunehmend zu integrieren. Hierbei ist darauf zu achten, dass man nicht auf den ersten ‚Entwurf' des Zielverhaltens fixiert ist, sondern die Bereitschaft mitbringt, es immer wieder anzupassen, bis eine optimale Passung für den Klienten und das erarbeitete Annäherungsziel erreicht ist. Dabei kann es notwendig sein, ggf. noch einmal die benötigten Ressourcen und die zugrunde liegende Motivation zu überprüfen, wie es in der dritten Phase beschrieben ist. Dies ist nicht als Rückschritt oder als Korrektur aufgrund eines Scheiterns zu verstehen, sondern als Bestandteil der Etablierung eines neuen Verhaltens- und Erregungsmusters.

Eine verlässliche Etablierung dieses neuen Erregungsmusters sollte dabei erst angenommen werden, wenn es oft genug erprobt wurde. Je häufiger das neue Verhalten angewendet worden ist, desto schneller kann es als etabliert angesehen werden. Wie in Kapitel 3.2.1 erläutert, kann ein Zeitraum von sechs Wochen als grobe Orientierung gelten. Letztlich ist es jedoch entscheidend, welche Erfahrung der Klient mit dem neuen Verhalten macht. Hat er das Gefühl, dass es so gut etabliert ist, dass er nicht mehr darüber nachdenken muss, um das neue Erregungsmuster ablaufen zu lassen, hat er sein Ziel erreicht. Dies trifft ebenfalls zu, wenn ihn auch besonders herausfordernde Rahmenbedingungen nicht davon abhalten können.

Darstellung 21 zeigt den Fokus im Rahmen der vierten Phase des neuropsychologischen Coaching-Konzeptes.

3.4 Das neuropsychologisch fundierte Coaching-Konzept

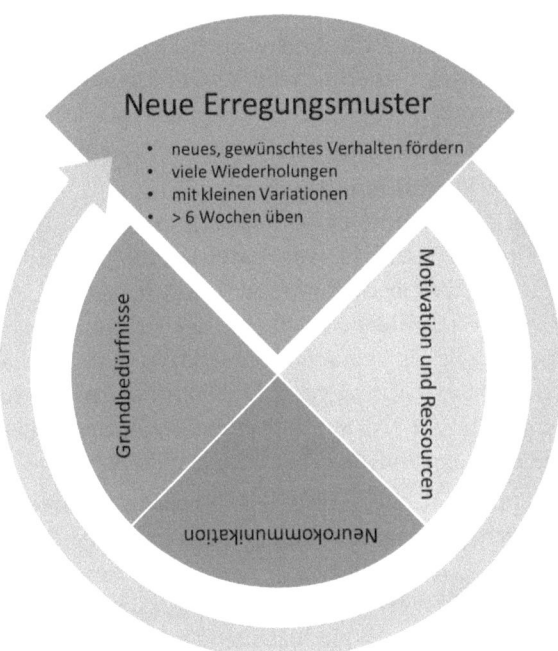

Darstellung 21: Fokus auf die neuen Erregungsmuster im neuropsychologischen Integrationskreis

3.4.5 Phase 5: Integrationsphase

In dieser Phase liegt der Fokus zum einen in der Reflexion des integrierten neuen Verhaltens (Zielerreichung) und zum anderen auf dem Abschluss. Dieser beinhaltet die Evaluation des Coaching-Prozesses und der Klienten-Coach-Beziehung sowie die Beendigung dieser. Dies kann somit die letzte Phase für den Klienten im Prozess sein. Hier steht bewusst das Wort *kann*, weil der erfolgreiche Transfer und die Zielerreichung betrachtet werden und bei Bedarf der Coaching-Prozess in einer früheren Phase wieder aufgenommen werden kann. Kanfer formuliert es (vgl. Kapitel 2.2.8.10) als „Evaluation von Prozess-

und Ergebnisqualität"²³⁴ sowie „Generalisierung"²³⁵. Das bedeutet für ihn Veränderungen und Hilfreiches, aber auch Hemmendes zu erfassen und, falls notwendig, in einer passenden vorherigen Phase neu zu beginnen. Unter Generalisierung bezeichnet er den Transfer der Erfahrungen in die Lebensbereiche des Klienten sowie ihre Stabilisierung.²³⁶

Hat der Klient seine Schritte erfolgreich umgesetzt und das für ihn stimmige Ziel erreicht, kommt es zum Abschluss seines Coaching-Prozesses. Wrede und Wiesenthal (vgl. Kapitel 2.2.8.2) schreiben dazu, dass Dialoge zur Abschlussbilanz und zur Auflösung der Klienten-Coach-Beziehung stattfinden, in denen das Ergebnis reflektiert und die Coachingeinheit als abgeschlossen erklärt wird. Im Falle eines Dreiecksverhältnisses (Auftraggeber, Klient und Coach) schlägt Fischer-Epe (vgl. Kapitel 2.2.8.3) in ihrem Prozess vor, eine Evaluation mit dem Klienten und dem Auftraggeber durchzuführen.

Im Modell von Rauen und Steinhübel (vgl. Kapitel 2.2.8.8) wird dieser Abschluss als wichtiger bzw. notwendiger Bestandteil des Coaching-Prozesses bezeichnet. Die professionelle Gestaltung unterstützt den Klienten bei seiner langfristigen Umsetzung der gewünschten Entwicklung. Zusätzlich erhält der Coach ein bedeutendes Feedback für seinen Weg der Professionalisierung. Mit diesen Erkenntnissen kann er seine Vorgehensweise in den Phasen und Planungen der Interventionen überprüfen, ob diese angemessen und richtig waren.²³⁷

Migge (vgl. Kapitel 2.2.8.6) bezeichnet es als eine Auswertung der „Ergebnisse der gemeinsamen Arbeit sowie ihrer Qualität"²³⁸. Zudem kann der Coach das konstruktive Klienten-Feedback zur Verbesserung seiner zukünftigen Arbeit einsetzen. Anschließend beendet Migge den gemeinsamen Coaching-Prozess und bestärkt den Klienten in seiner positiven Veränderung und seiner Selbstkompetenz.

Nachdem der Klient mit seinem Coach die erwähnten Punkte aus diesen Abschnitten erfolgreich abgearbeitet hat, kommt es zur Auflösung der Klienten-Coach-Beziehung. An dieser Stelle des Prozesses verlässt

---

234 *Migge, B.*, Handbuch Coaching und Beratung, 2018, S. 60.
235 *Migge, B.*, Handbuch Coaching und Beratung, 2018, S. 60.
236 Vgl. *Migge, B.*, Handbuch Coaching und Beratung, 2018, S. 60.
237 Vgl. *Rauen, C.*, Coaching-Tools III, 2014, S. 23.
238 *Migge, B.*, Handbuch Coaching und Beratung, 2018, S. 59.

der Klient diesen und der Coach nimmt das konstruktive Feedback mit in die sechste Phase.

3.4.5.1 Neuropsychologische Integration

In der Integrationsphase kommen sämtliche Punkte des neuropsychologischen Integrationskreises gleichberechtigt zum Tragen, so wie in Darstellung 22 gezeigt wird.

In diese letzte Phase des Coachings tritt der Klient ein, wenn er das in der dritten Phase herausgearbeitete Annäherungsziel als erreicht betrachtet. Dann gilt es zu überprüfen, inwieweit dieses Ziel erreicht ist und ob sich durch die Erreichung des Annäherungsziels auch ein ausreichend stabiler Zustand eingestellt hat.

Dabei sind folgende Fragen zielführend:

- Wie fühlt sich die neue Situation an?
- Kann der Klient daraus ein positives Zukunftsbild ableiten?
- Sind sämtliche Grundbedürfnisse durch das Erreichen des Ziels gewahrt?
- Ist der neue Zustand so motivierend, dass er beibehalten werden soll?
- Stehen dem Klienten alle Ressourcen zur Verfügung, die er braucht, um das Erreichte auch in Zukunft beizubehalten?

Diese und ähnliche Fragen sind relevant, da der Klient sprichwörtlich nicht mehr derselbe ist, der er vor dem Coaching war. Es liegt in der Natur von (persönlichen) Veränderungsprozessen, dass es in ihrem Verlauf zu Veränderungen kommt. Daher ist es wesentlich, diese zuletzt zu beleuchten und mit den Erwartungen und Zielen abzugleichen. So können der Coach und der Klient eine Einschätzung darüber erlangen, ob der Prozess an dieser Stelle beendet werden kann oder ob zu einer vorherigen Phase zurückgekehrt werden sollte, um eine weitere Veränderung zu etablieren, bevor auch diese in der fünften Phase wieder überprüft wird.

3. Ergebnisse: Neuropsychologisches Coaching

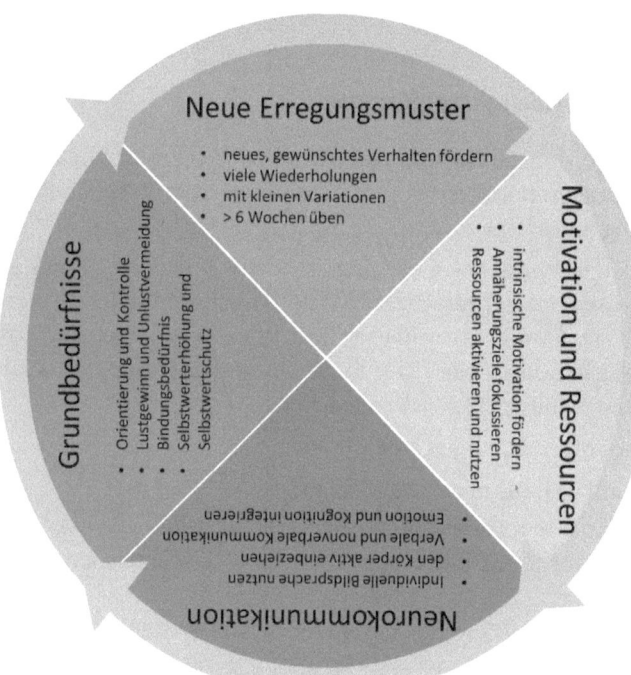

Darstellung 22: In der 5. Phase gibt es keinen spezifischen Fokus, sondern sämtliche Aspekte des neuropsychologischen Integrationskreises werden betrachtet

3.4.6 Phase 6: Reflexionsphase

Phase 6 steht dem Coach selbst zur Verfügung. In dieser soll die Reflexion und somit eine kritische Betrachtung des Gesamtprozesses durchgeführt werden. Hier fließt auch das Feedback des Klienten ein, das sowohl zur Entwicklung des Coaches als auch zur Verbesserung und zur Qualitätssicherung des Prozesses bei. Mit diesen Erkenntnissen und Ideen kann der Coach Phase 7 beginnen.

3.4.7 Phase 7: Professionalisierungsphase

Hier liegt der Schwerpunkt auf den Möglichkeiten, die der Coach nutzen sollte, um sich selbst extern weiterzuentwickeln, z. B. durch Intervention, Supervision oder Fortbildungen. Des Weiteren trägt diese Phase dazu bei, das Thema *Coaching* mit seinen Prozessen und Beteiligten zu professionalisieren, indem ein Austausch auf Verbandsebene oder eine Wissensweitergabe durch Veröffentlichungen und Dozententätigkeiten stattfinden kann.

Mit Phase 7 endet der Prozess auch für den Coach. Dieser kann seine Verbesserungen in den Coaching-Prozess einfließen lassen und mit den neu gewonnenen Erkenntnissen sowie Kompetenzen einen neuen Auftrag beginnen.

3.5 Das neuropsychologische Coaching-Konzept für die einzelne Coachingeinheit

Mit nur geringen Modifikationen ist es möglich, das neuropsychologische Coaching-Konzept nicht nur als Grundlage für die Gestaltung des gesamten Coaching-Prozesses zu verwenden, sondern auch zur Gestaltung einer einzelnen Coaching Einheit. Im Folgenden sollen diese Modifikationen vorgenommen und erläutert werden.

In jeder Coaching Einheit, nicht nur in der ersten, beginnt man mit einer Begrüßung. Dies ist sowohl eine Frage der Höflichkeit als auch ein Moment in dem der Kontakt und die Bindung zwischen Coach und Klient geprüft und erneuert wird. Anders als in der prozesshaften Betrachtung (vgl. 3.4.1) nimmt dies hier jedoch nur einen kleinen Teil zu Beginn der Einheit ein. Auch müssen hier nicht immer wieder explizit die Vereinbarungen überprüft und gegebenenfalls neu gefasst werden, sondern nur bei Bedarf.

Je nachdem, wie weit fortgeschritten man im gesamt Coaching-Prozess ist, kann man in der nun folgenden Analysephase verschiedenes analysieren. In jedem Fall bietet es sich hier an erneut das aktuelle Befinden des Klienten zumindest kurz zu überprüfen und an die individuelle Emotions-, Bild- und körperorientierte Sprachweise anzuknüpfen. Außerdem sollte hier analysiert werden inwieweit die zuletzt besprochenen Veränderungen, beziehungsweise deren Einübung, verlaufen ist, um daraus dann im weiteren Verlauf Rückschlüsse für den Inhalt der aktuellen Coachingeinheit zu ziehen. Insofern ist die Analysephase auch die Phase der Überprüfung der Coaching-Hausaufgaben.

Basierend auf den Erkenntnissen der Analysephase wird dann für die aktuelle Coaching Einheit das weitere Vorgehen beschlossen, so dass sich in diesem Fall die Ziel- und Planungsphase nicht auf eine allgemeine Zielerarbeitung und die Planung von deren Umsetzung bezieht ,sondern auf das Ziel und die entsprechende Planung für die aktuell stattfindende Coachingeinheit. Auch hier bietet sich die Verknüpfung mit dem neuropsychologischen Integrationskreis an: eine Fokussierung auf die Motivation und die zur Verfügung stehenden Ressourcen. Das heißt, die grundsätzliche Motivationslage ist zwar bereits geklärt worden, jedoch macht es Sinn diese nicht als konstant zu betrachten, sondern als etwas, das sich im Verlauf der Zeit verändert und damit gewissen Schwankungen unterliegt. Daher sollte die konkrete Motivation am Tag der jeweiligen Coachingeinheit zumindest kurz überprüft werden, um bei evtl. aufgetretenen Störungen der Motivation direkt eine passende Intervention beziehungsweise Klärung umsetzen zu können.

Wie schon bei der Betrachtung des Prozesses erläutert ist es wichtig, in der sich anschließenden Anwendungsphase, entsprechende Anpassungen für eine bessere Integration des geplanten neuen Verhaltens im Alltag zu ermöglichen. Hier steht dann in jeder einzelnen Coachingeinheit das konkrete Tun und Ausprobieren neuer Reaktions- und Verhaltensmuster im Zentrum.

Zum Ende der jeweiligen Coachingeinheit steht dann die Integrationsphase an. Dort wird geprüft inwieweit die erarbeiteten Veränderungen beziehungsweise Modifikationen sinnvoll in den Alltag integriert werden können und welche konkreten Schritte, bzw. Coaching-Hausaufgaben der Klient mitnimmt, um eine Integration in den Alltag zu erproben.

Nicht nur innerhalb des gesamten Coaching-Prozesses sondern auch während der Coachingeinheit ist es möglich und sinnvoll, im Rahmen eines reflexiven Beobachtens, den Verlauf der jeweiligen Einheit zu betrachten und gegebenenfalls auch eine oder mehrere Phasen zurück zu gehen, um Störungen zu beseitigen oder neu aufgetretene Aspekte sinnvoll zu integrieren. Weitere Möglichkeiten der reflexiven Beobachtung wie zum Beispiel Fallsupervision oder auch Intervisionen können natürlich nicht in der jeweiligen Stunde einfließen, aber vor Beginn der nächsten Coachingeinheit können sie genutzt werden um sinnvolle Impulse in die nächste Einheit mit einfließen zu lassen.

Daher haben wir für die Betrachtung der einzelnen Phasen in der Coachingeinheit, statt des Coaching-Prozesses, einige Veränderungen in der Grafik vorgenommen und jene Teile gelöscht, die nicht direkt Teil der Coachingeinheit sind, sondern sich auf den Prozess beziehen. Darstellung 23 zeigt das entsprechend angepasste Konzept:

3. Ergebnisse: Neuropsychologisches Coaching

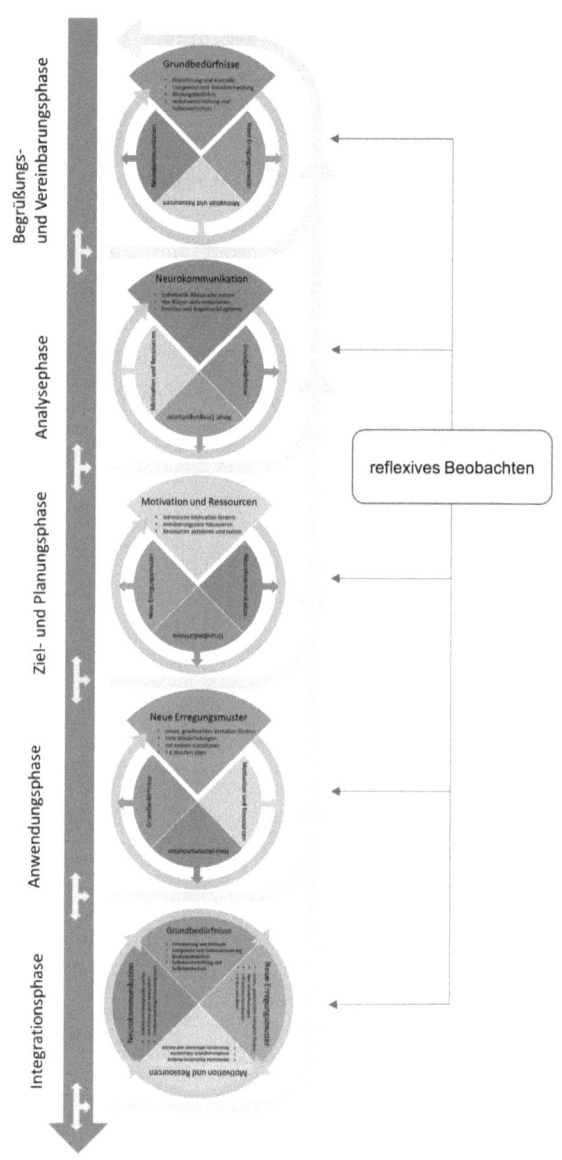

Darstellung 23: Visualisierung des Ablaufs einer Coachingeinheit im neuropsychologischen Coaching-Konzept

4. Diskussion

Unsere Entwicklung eines neuropsychologisch fundierten Coaching-Konzeptes für persönliche Veränderungsprozesse basiert auf einer umfangreiche Literaturrecherche und deren Analyse. Darauf aufbauend haben wir dann neuropsychologische Modelle und Coaching-Prozesse entwickelt und beschrieben.

Sowohl in der Betrachtung der neuropsychologischen Grundlagen, als auch der Literatur zu Coachingverfahren und -prozessen, finden sich Gemeinsamkeiten, die eine Herausforderung für diese Arbeit bilden: In beiden Bereichen gibt es einerseits sehr detailreiche Erkenntnisse, andererseits aber auch oberflächliche bzw. weniger gut untersuchte Sachverhalte, die nicht über Meinungen oder Hypothesen der jeweiligen Autoren hinaus reichen. Diese Tatsache erschwert es eine zugleich praxisrelevante und wissenschaftlich fundierte theoretische Basis zu formulieren. Im Folgenden soll daher zunächst die jeweilige Literatur kritisch betrachtet werden, um eine Grundlage für die Diskussion der Ergebnisse dieser Arbeit und der Antworten auf die Forschungsfragen zu bilden.

4.1 Die neuropsychologische Literatur und Perspektive

Die Neurowissenschaften bieten im Bereich der Neuroanatomie detaillierte Informationen, genauso wie im Bereich der Neurophysiologie und der -biologie. Mittlerweile können v. a. mit molekulargenetischen Methoden (im Tierversuch) und fMRT-Untersuchungen (beim Menschen) detailreiche Aussagen über die Funktionsweise des Gehirns getroffen werden, insbesondere über die Aktivierung oder die Hemmung der Gehirnareale. Mit diesen Untersuchungen wird die räumliche und die zeitliche Auflösung immer feiner, mit der man dem Gehirn beim Denken ‚zuschauen' kann.

Auch in der (neuro-)psychologischen Forschung haben die Fortschritte dazu geführt, dass Reaktionen des Menschen besser erklärt, und in vielen Teilen in bestimmten Bereichen vorhergesagt, werden können. Zugleich ist festzustellen, dass die Neurowissenschaften noch nicht so weit sind, dass sie in der Lage wären, das menschliche Denken, Fühlen und Handeln genau zu erklären – dafür reichen weder die vorhandenen Daten noch die bisher zur Verfügung stehenden Erklärungsmodelle aus. Andererseits erschwert die Fülle an publizierten Forschungsergebnissen, die nicht immer ein schlüssiges Ganzes ergeben, die Entwicklung eines nachvollziehbaren und für die Praxis nutzbaren Gesamtbildes.

Daher stellt sich die Frage, wie eine neuropsychologische Herangehensweise an das Coaching möglichst sinnvoll erfolgen kann.

Die Neurowissenschaften können für das Coaching ein solides Fundament sein, v. a. dann, wenn sie mit den Erkenntnissen der Psychologie kombiniert werden. Daher sprechen wir uns in dieser Arbeit explizit für einen neuro*psychologischen* Zugang zum Coaching aus. Anders als die Psychotherapie, die i. d. R., basierend auf langer Tradition, auf dem Denken verschiedener ‚Schulen' beruht, muss das Coaching sich nicht durch teilweise überholte oder widerlegte Annahmen behindern lassen, nur um dem Erklärungsdogma einer (Therapie-)Schule zu entsprechen. Ein neuropsychologischer Ansatz, so wie wir ihn vertreten, bezieht explizit die Veränderung und die Weiterentwicklung seiner Grundlagen ein, falls neue neurowissenschaftliche und psychologische Forschungsergebnisse dies erforderlich machen.

Trotz der oben erwähnten Lücken im heutigen Verständnis von neuropsychologischen Prozessen, kann man aus dem bestehenden Wissen bereits viele Erkenntnisse ableiten und auf den Coaching-Prozess anwenden.

4.2 Die Coaching Literatur und Perspektive

Coaching ist in seiner Entwicklung einen weiten Weg gegangen und hat sich zu einer festen Größe in der Beratungswelt etabliert. Zugleich hat es nie die gleiche wissenschaftliche Aufmerksamkeit erhalten, wie die Psychotherapieforschung. Umfangreiche Studien zu Wirkfaktoren und evidenzbasierte Handlungsempfehlungen sucht man mehr oder weniger vergebens. Auch übergreifende Erklärungsmodelle, so wie sie in der Psychotherapie von den jeweiligen Psychotherapieschulen geboten werden, finden sich kaum, oder werden aus diesen übernommen. Vielleicht ist das auch der Grund dafür, dass man im Coachingbereich, im Vergleich zur Psychotherapie, wenig Manuale, sondern eher „Methoden-Sammlungen" findet. Die große Gefahr liegt darin, dass sich das Feld des Coachings damit sehr beliebig und wenig konkret überprüfbar darstellt, was sowohl eine weitere Professionalisierung als auch eine wissenschaftliche Weiterentwicklung ausbremst. Zugleich liegt eine große Chance darin, aus einem möglichst umfangreichen Methodenpool zu wählen und gezielt die Methoden zu nutzen und zu kombinieren, die für den Klienten und sein Anliegen am zielführendsten sind. Solche Bestrebungen gab und gibt es auch im Bereich der Psychotherapie, wo sich Grawe und andere für die Einführung einer allgemeinen Psychotherapie ausgesprochen haben – einzig und allein orientiert an zentralen Wirkfaktoren, statt an Konzepten der jeweiligen Therapieschulen.

In dieser Arbeit haben wir zunächst versucht eine sowohl umfassende als auch ausreichend spezifische, Definition des Coachings zu wählen, um ein einheitliches Verständnis zu etablieren. Wie in Kapitel 3.3.1 eingehend dargestellt, schließen wir uns der Definition von Wegener an. Sie ist ausreichend weit gefasst, um das breite Spektrum von Coachingmöglichkeiten abzudecken und zugleich spezifisch genug in ihrer Abgrenzung zur Psychotherapie oder reinen Trainingsangeboten.

Im Rahmen der Erstellung des Prozessmodelles wurde die vorhandene Literatur, die einen Teil der wissenschaftlichen Coaching-Literatur abbildet, ausgewertet und zusammengefasst. Die Coaching-Literatur ist umfassend, themenreich und genießt eine hohe Nachfrage. Coaching ist überwiegend ein praxisorientiertes Format, das auf Erfahrungswissen sowie Expertenmeinungen aufbaut. Es mangelt jedoch an empirischen Untersuchungen, welche die Bildung einer einheitlichen, wissenschaftlich fundierten Grundlage stützen könnten. Die verschiedenen Schwerpunkte oder Spezialisierungen der forschenden Coaches und Autoren liegen zumeist auf angewandten Verfahren oder Methoden, weniger auf der Erforschung von Grundlagen. Ein kleiner Teil der

4. Diskussion

Literatur verweist allerdings auf das Potenzial einer interdisziplinären Verschmelzung der verschiedenen Wissenschaftsbereiche und fordert eine stärkere Entwicklung der Coaching-Forschung.

Der Umfang der Literatur vermittelt zunächst ein uneinheitliches Gesamtbild. Es gibt Bereiche oder Themen z. B. Prozessinhalte, die sehr detailreich erläutert sind, andererseits bestehen empirische Lücken z. B. in übergreifenden Verfahren oder bei Wirksamkeitsnachweisen. So zeigt sich in der Coaching-Literatur ein Schwerpunkt im Bereich des Business Coachings. Dieses wird umfassend und detailreich in der Literatur beschrieben. Dafür ist das Development Coaching welches dem Bereich des Personal Coaching zugeordnet wird und somit die privaten (persönlichen) Lebensbereiche einbezieht, in der Coaching-Literatur deutlich weniger präsent. Hier sehen wir einen weiteren Forschungsbedarf im Bereich des Coachings bei persönlichen Veränderungsprozessen – vor allem auch, um die Notwendigkeit zu reduzieren, auf Ergebnisse der Psychotherapieforschung zurückgreifen zu müssen. Diese werden immer eine wichtige Quelle für relevante Erkenntnisse bleiben, allerdings darf man nicht ausblenden, dass dort immer die Arbeit mit psychisch kranken Menschen untersucht wird – also einer Zielgruppe, die nicht der des Coachings entspricht. Außerdem bedarf das Coaching, aus unserer Sicht, einer eigenen wissenschaftlichen Basis, wenn es sich weiter etablieren und professionalisieren möchte.

Bei der Entwicklung des in dieser Arbeit vorgestellten Prozessmodells, haben wir versucht, gesicherte Forschungsergebnisse von den unterschiedlichen Meinungen der Autoren zu unterscheiden. In der Literatur finden sich ausführliche Beschreibungen und Darstellungen von Coaching-Prozessen, doch auch diese basieren primär auf dem Erfahrungswissen und den Meinungen der jeweiligen Autoren. Es gibt wenige empirische Untersuchungen zu den Anforderungen an Coaching-Prozesse oder deren Wirkfaktoren.

Wir konnten dennoch Schnittmengen bzgl. der Empfehlungen zur Prozessgestaltung herausarbeiten. Diese werten wir als eine erfahrungsbasierte Evidenz. Eben jene Schnittmengen haben wir daher als Grundlage für den von uns entwickelten Coaching-Prozess verwendet (vgl. Kapitel 3.3.3).

4.3 Zur Beantwortung der Forschungsfragen im Einzelnen

4.3.1 Welche neuroanatomischen Strukturen und neuropsychologischen Prozesse sind für das Coaching relevant?

Wir konnten neuroanatomische Strukturen identifizieren, die einen zentralen Einfluss auf das Fühlen, Denken und Handeln der Menschen haben. Auch solche Strukturen und Prozesse, die der Steuerung und dem Erlernen von Verhalten dienen, und somit als relevant für Coaching-Prozesse anzusehen sind, konnten aus der Literatur abgeleitet werden. Hier sind insbesondere sämtliche Strukturen zu nennen die man dem limbischen System zurechnet:

- die Amygdala
- der Thalamus
- der Hypothalamus
- der Hippocampus
- der Gyrus cinguli
- der orbitofrontale Kortex
- der Temporalpol
- die vordere Inselregion

Anzumerken ist hier, dass die neuropsychologischen Quellen, zugleich darauf verweisen, dass eine Zuordnung neuropsychologischer Funktionen zu einer einzigen neuroanatomischen Struktur nicht möglich und nicht sinnvoll ist, da sämtliche Strukturen aufgrund der vielen wechselseitigen Verbindungen in fast allen Abläufen nur miteinander vernetzt funktionieren.

4.3.2 Wie sind diese Strukturen aufgebaut und wie funktionieren sie?

Ein Überblick über den neuroanatomischen Aufbau konnte in Kapitel 2.1 geben werden. Die Frage danach wie genau die Strukturen funktionieren ist hingegen schwieriger zu beantworten. Zum einen ist vieles noch unbekannt und trotz aller Fortschritte in den Neurowissenschaften noch nicht aufgeklärt. Zum anderen wurde durch die Literaturrecherche deutlich, dass v. a. die Vernetzung der einzelnen

4. Diskussion

Strukturen untereinander wichtige Hinweise auf neuroanatomische und neuropsychologische Funktionsweisen gibt, die für das Coaching relevant sind. Als ein Beispiel sei hier die unterschiedliche Geschwindigkeiten genannt, mit denen einerseits die Amygdala Bewertungen vornimmt und andererseits die vergleichsweise lange Zeit, welche der Kortex benötigt, um eine Situation gedanklich zu bewerten.

4.3.3 Können den Coaching-Phasen neuropsychologische Strukturen und Prozesse zugeordnet werden?

Wir konnten im Rahmen dieser Masterarbeit, sowohl aus dem Bereich der Neurowissenschaften (insbesondere der Neuroanatomie und der Neuropsychologie) als auch der aktuellen Coaching Literatur Anforderungen an einen Coaching-Prozess formulieren (vgl. Kapitel 3.1, 3.2 und 3.3). Aufgrund dieser Ausarbeitung haben wir anschließend einen neuropsychologisch fundierten Coaching-Prozess entwickeln können (vgl. Kapitel 3.4), in welchem den verschiedenen Phasen des Coaching-Prozesses spezifische Empfehlungen zugeordnet werden konnten, welche die neuropsychologischen Anforderungen adressieren.

4.3.4 Lässt sich aus einer Zuordnung von neuropsychologischen Strukturen und Prozessen zu den Coaching-Phasen, eine sinnvolle Auswahl und Abfolge von Interventionen für das Coaching von persönlichen Veränderungsprozessen ableiten?

Als Grundlage für eine solche Zuordnung schlagen wir ein *vereinfachtes neuropsychologisches Modell* (vgl. Kapitel 3.1), sowie den darauf basierenden *neuropsychologischen Integrationskreis* (vgl. Kapitel 3.2) vor, welche es ermöglichen eine aus neuropsychologischer Sicht empfehlenswerte Auswahl und Abfolge von Interventionen für das Coaching zu wählen. Da die Auswahl der jeweiligen Intervention durch den Coach erfolgt und für diese Auswahl Faktoren berücksichtigt werden müssen, welche über die neuropsychologischen Anforderungen hinausgehen, wie zum Beispiel die jeweilige Methodenkompetenz des Coaches oder die situativen Gegebenheiten, haben wir keine spezifischen Interventionen empfohlen. Stattdessen, empfehlen wir, anhand der neuropsychologischen Grundsätze, welche wir im o.g. *neuropsychologischen Integrationskreis* dargestellt haben, dass der Coach Methoden/Interventionen/Tools aus seinem persönlichen Repertoire wählt, die sowohl den neuropsychologischen Anforderungen entsprechen als auch seinen Kompetenzen und der spezifischen Situation, bzw. den Rahmenbedingungen der Coaching-Einheit.

4.4 Kritische Betrachtung der Ergebnisse

Diese Masterarbeit ist eine literaturbasierte, theoretische Betrachtung. Damit sind auch ihre Empfehlungen, so wie sie im Ergebnisteil erarbeitet wurden, theoretische Empfehlungen – gestützt auf ein breites Fundament aus der aktuellen Literatur. Wir halten die Herleitung der einzelnen Schritte und Empfehlungen für so nachvollziehbar und logisch begründbar, dass wir eine praktische Erprobung und weitere wissenschaftliche Überprüfung als sinnvoll erachten.

Wir konnten zeigen, dass viele aus neuropsychologischer Sicht sinnvolle Maßnahmen nahtlos in einen Coaching-Prozess integriert werden können und sogar bereits in Coaching-Prozessen angewendet werden.

Die Möglichkeit einer nahtlosen Integration klärt jedoch noch nicht die Frage, ob eine solche Integration zugleich sinnvoll ist. Um diese Frage zu klären, müssen drei weitere Fragen beantwortet werden:

- Ist eine Beeinflussung neuropsychologischer Prozesse möglich?
- Wie unterscheidet sich ein neuropsychologischer Coaching-Prozess von anderen Coaching-Prozessen?
- Gibt es einen Mehrwert gegenüber Coaching-Prozessen die nicht neuropsychologisch fundiert sind?

4.4.1 Ist eine Beeinflussung neuropsychologischer Prozesse möglich?

Diese Frage ist kontrovers zu diskutieren. Einerseits gibt es aus der Psychotherapieforschung eindeutige Hinweise darauf, dass Psychothe-

4. Diskussion

rapie Veränderungen im Gehirn bewirkt, so dass die grundsätzliche Beeinflussbarkeit als gesichert angesehen werden kann (vgl. Kapitel 2.1.3.10), andererseits beschreiben einige Autoren, dass gewisse neuropsychologische Prozesse wenig, bis gar nicht beeinflussbar sind. Beispielhaft sei hier auf das Vier-Ebenen-Modell von Roth und Strüber[239] hingewiesen (vgl. Kapitel 2.1.3.3). Bei der Schilderung dieses Modells postulieren die beiden Autoren, dass nachgeburtliche Erfahrungen die Funktion dieser Ebenen „nur schwer verändern"[240] können – je früher eine Ebene in der Entwicklung eines Menschen ausgeprägt wird, desto schwerer sei sie zu verändern. Da Coaching nachgeburtlich stattfindet, setzt diese Aussage der Einflussnahme des Coachings auf das limbische System also enge Grenzen – insbesondere der Beeinflussung der untersten Ebene, was so auch von der aktuellen neurowissenschaftlichen Literatur gedeckt wird.

Mit dieser Arbeit möchten wir jedoch einen anderen Fokus setzen. Zwar gibt es wissenschaftliche Belege dafür, dass gerade solche neuropsychologischen Prozesse schwer beeinflussbar sind, die bereits sehr früh in der Entwicklung etabliert werden. Zugleich ist zu bedenken, dass *schwer* nicht *unmöglich* bedeutet. Die Schwere der Beeinflussbarkeit sollte aus unserer Sicht kein Argument dafür sein, die Beeinflussbarkeit grundsätzlich zu negieren oder aber den Eindruck zu erwecken, dass es sich nicht lohne diesen Aufwand zu betreiben. Es ist die Coaching-Erfahrung der Autoren und zugleich auch in vielen Werken der Coaching-Literatur geschildert, dass auch die umfangreichsten Persönlichkeitsveränderungen möglich sind, wenn die intrinsische Motivation groß genug und der jeweilige Prozess genau passend sind.

Wir leiten daher, aus der vorliegenden neurowissenschaftlichen und Coaching-Literatur vielmehr die Empfehlung ab, dass, je tiefer ein neuropsychologischer Prozess verortet ist (tief in Bezug auf die Ebene im Vier-Ebenen-Modell), desto wichtiger ist es einen Zugang über (innere) Bilder, Emotionen und den Körper zu wählen. Also vor allem so zu kommunizieren, wie wir es unter dem Begriff Neurokommunikation zusammengefasst haben (vgl. Kapitel 3.2.3). Außerdem muss einem solchen Veränderungsprozess eine ausreichend lange Zeit ein-

---

239 Vgl.*Roth, G./Heinz, A./Walter, H.*, Psychoneurowissenschaften, 2020, 135 f.
240 *Roth, G./Heinz, A./Walter, H.*, Psychoneurowissenschaften, 2020, S. 136.

geräumt werden. Dessen genaue Länge kann auf Grundlage der aktuellen Literatur zwar nicht eingegrenzt werden, allerdings lässt sich sicher ableiten, dass es eines prozesshaften Vorgehens und keiner einmaligen Interventionen bedarf.

4.4.2 Wie unterscheidet sich ein neuropsychologischer Coaching-Prozess von anderen Coaching-Prozessen?

Zunächst einmal unterscheidet er sich durch seinen klaren Fokus auf die Einheit aus Fühlen, Denken und Handeln. V. a., weil sich die Hinweise darauf verdichten, dass es zwischen Denken und Fühlen keine klare Trennung gibt, so wie es die Embodiment- und „Predictive Coding"- Theorie, sowie die Hypothese der somatischen Marker nahelegen (vgl. Kapitel 2.1.3.7; 2.1.3.8; 2.1.3.9). Damit grenzt er sich insbesondere von primär kognitiven und auf reine verbale Kommunikation ausgerichteten Coaching-Prozessen ab. Außerdem bietet die Neuropsychologie, insbesondere für die hier betrachtete Arbeit an persönlichen Veränderungsprozessen, ein gutes Erklärungsmodell dafür, warum solche Veränderungen anspruchsvoll sind – sowohl in Bezug auf die benötigte Zeit, als auch in Bezug auf das individuelle Engagement.

Für konkrete Methodenempfehlungen fehlt es aktuell einerseits an Forschungsdaten, die eine solche Empfehlung rechtfertigen würden und andererseits scheint es sinnvoller, wenn ein Coach jeweils die konkrete Intervention aus seinem Repertoire wählt (s.o.). Die neuropsychologischen Empfehlungen sind somit eine Hilfe um zu entscheiden, in welcher Phase des Coachings welcher Fokus gesetzt werden sollte. Anhand dieses Fokus kann dann eine Methode zur Intervention gewählt werden, die den neuropsychologischen Anforderungen entspricht. Insgesamt legen die neuropsychologischen Grundsätze (vgl. Kapitel 3.2) eine Interaktion zwischen dem Coach und seinem Klienten nahe, die sowohl verbale, als auch nonverbale Kommunikation, Visualisierungen, innere Bilder und Emotionen beinhaltet, als auch den Körper mit seiner Bewegung und seinen Wahrnehmungen (somatische Marker, vgl. Kapitel 2.1.3.6) einbezieht. Die Forderung nach einer so facettenreichen Kommunikation und der gleichzeitigen Betonung nicht kognitiver Inhalte, stellt einen zentralen Unterscheidungspunkt zu anderen Coaching-Prozessen dar.

4.4.3 Gibt es einen Mehrwert gegenüber Coaching-Prozessen die nicht neuropsychologisch fundiert sind?

Die Frage nach einem ‚Mehrwert' ließe sich auch dahingehend umformulieren, ob es sinnvoll ist, einen Coaching-Prozess an neuropsychologischen Grundlagen zu orientieren, oder ob damit kein Vorteil gegenüber etablierten Vorgehensweisen einhergeht?

Wäre letzteres der Fall, müsste man von einer weiteren Erforschung des neuropsychologischen Ansatzes abraten, da man sonst dem Klienten andere, wirksamere Coaching-Prozesse vorenthalten würde.

Um die Sinnhaftigkeit eines neuropsychologischen Ansatzes im Coaching zu beurteilen, kann auf drei grundlegende Werke zurückgegriffen werden: „Neuropsychotherapie" von Klaus Grawe[241], „Praxis der Neuropsychotherapie" von Gabriele Eßing[242] und „Coaching, Beratung und Gehirn" von Gerhard Roth und Alica Ryba[243]. Dabei stellt Grawes Werk, veröffentlicht 2004 und ganz im Geiste (s)einer wissenschaftlich fundierten, allgemeinen Psychotherapie verfasst, aus unserer Sicht das zentrale Grundlagenwerk dar, auf welchem alle folgenden Autoren, auch Roth und Ryba aufbauen. Deren Werk ist nach unserem Wissen das erste Werk im deutschen Sprachraum, welches gezielt neurowissenschaftliche Grundlagen auf das Coaching anwendet und daraus grundsätzliche Empfehlungen ableitet.

Alle drei Werke belegen, anhand eigener Forschungsergebnisse der jeweiligen Autoren und unter der Nutzung vielfältiger Publikationen aus dem Feld der Neurowissenschaften, Psychologie, Psychotherapie- und Coaching-Forschung, die Relevanz neurowissenschaftlicher Erkenntnisse für die Psychotherapie bzw. das Coaching. Sie etablieren mit ihren Werken ein neurowissenschaftliches Fundament, welches in gewisser Weise das Zielorgan ihres Handelns in den Fokus stellt und

---

241 *Grawe, K.*, Neuropsychotherapie, 2004.
242 *Eßing, G.*, Praxis der Neuropsychotherapie, 2015.
243 *Roth, G./Ryba, A.*, Coaching, Beratung und Gehirn, 2016.

von dort aus Anforderungen für das Handeln in der Psychotherapie oder dem Coaching ableitet. Damit bilden sie eine wissenschaftliche Basis, jenseits der klassischen (Psycho-)Therapie- oder Coaching-Verfahren. Insbesondere Grawe hat sich eindeutig für eine allgemeine Psychotherapie, basierend auf den Ergebnissen der Neurowissenschaften und der Wirksamkeitsforschung ausgesprochen, um anhand klarer, wissenschaftlich geprüfter Kriterien vorzugehen: Eine Herangehensweise, die nicht nur Begrenzungen durch Ideologien verschiedener Therapieschulen überwindet, sondern auch eine ständige Weiterentwicklung der Methodik, immer entlang neuer wissenschaftlicher Erkenntnisse impliziert.

Diese neurowissenschaftliche Basis hat ihren Mehrwert also vor allem darin, eine wissenschaftliche Grundlage für die Planung und Durchführung von Coaching-Prozessen zu bieten. Außerdem fokussiert die neurowissenschaftliche Herangehensweise auf genau die Strukturen und Prozesse, die das Denken, Fühlen und Handeln steuern und erzeugen. Damit zeigt sie Zugänge zu den Kernbereichen des Coachings auf.

In diesen Punkten erkennen wir einen klaren Mehrwert gegenüber anderen, nicht neuropsychologisch/neurowissenschaftlich orientierten Coaching-Prozessen.

4.4.4 Erkenntnisfortschritt dieser Arbeit und zukünftige Fragestellungen

Wie in der Literaturrecherche und im vorherigen Kapitel 4.4.3 zusammenfassend dargestellt wurde, ist diese Arbeit nicht die erste, die Neuropsychologie und Coaching-Forschung zusammenbringt, um daraus ein neuropsychologisch fundiertes Vorgehen abzuleiten.

In dieser Arbeit konnten wir jedoch, sowohl für die Struktur des Coaching-Prozesses als auch für die neuropsychologischen Anforderungen neue Erkenntnisse gewinnen und für eine praktische Umsetzung im Coaching zusammenfassen.

Um in der Fülle der neurowissenschaftlichen Informationen nicht den Überblick zu verlieren, ist es aus unserer Sicht unerlässlich, diese Informationen in ein Modell einfließen zu lassen, welches die kom-

4. Diskussion

plexen Zusammenhänge verständlich und damit auch in der Praxis anwendbar macht. Dazu schlagen wir das von uns erstellte *vereinfachte neuropsychologische Modell* vor (vgl. Kapitel 3.1).

Darauf aufbauend haben wir die verschiedenen und vielförmigen Empfehlungen für die Strukturierung von Coaching-Prozessen analysiert und zu einem *Coaching-Prozess-Modell* zusammengefasst (vgl. Kapitel 3.3.3) welches den Coaching-Prozess in sieben Phasen gliedert. Den fünf zentralen Phasen dieses Modells (die Phasen 6+7 knüpfen an das eigentliche Coaching an) konnten wir dann jeweils klare neuropsychologische Empfehlungen für das praktische Vorgehen zuordnen, welche wir mit Hilfe des von uns entwickelten *neuropsychologischen Integrationskreises* zusammengefasst und visualisiert haben.

Alles zusammen ergibt ein neuropsychologisch fundiertes Coaching-Konzept für persönliche Veränderungsprozesse. Anhand dieses Konzeptes kann der gesamte Coachingprozess geplant, strukturiert und durchgeführt werden. Dabei sehen wir das Konzept als soweit entwickelt an, dass es nun im Rahmen weiterer Forschung auf seine Wirksamkeit und Praxistauglichkeit untersucht werden sollte. Dazu würden sich zunächst erste Fallstudien empfehlen und im weiteren Verlauf dann empirische Untersuchungen, auch wenn diese im Rahmen der Coaching-Forschung bisher nur eine geringe Verbreitung gefunden haben.

Offen bleiben am Ende dieser Masterarbeit mehrere Fragestellungen, die nicht Gegenstand der Betrachtungen waren, oder nicht ausreichend geklärt werden konnten. Für den weiteren wissenschaftlichen Diskurs und eine Vertiefung des Themas halten wir insbesondere die folgenden Aspekte und Fragen für relevant:

- Wie bewährt sich das in dieser Arbeit entwickelte Coaching-Konzept in der Praxis? Welche Vor- und Nachteile bietet es für den Coach und den Klienten? Lässt es sich so modifizieren, dass es auf andere Coaching-Themen angewendet werden kann? Kann man es für Gruppen adaptieren?
- In dieser Arbeit wurden verbale, nonverbale und motorische Zugänge zur Beeinflussung neuropsychologischer Prozesse thematisiert. Wie sind andere Zugänge, z.B. substanzgebundene Zugänge (Medikamente oder psychotrope Substanzen), technische Zugänge

(z.B. Magnetstimulation oder VR) oder andere, einzuordnen und zu bewerten? Gibt es dazu bereits wissenschaftliche Erkenntnisse?
- Welchen Einfluss nehmen Medikamente, insbesondere solcher mit Wirkung auf das ZNS auf das Coaching?
- Können bestehende Methoden/Interventionen/Tools auf ihre neuropsychologische Wirkung untersucht werden? Ist es möglich und/oder sinnvoll, den einzelnen Bereichen des *neuropsychologischen Integrationskreises* spezifische Methoden/Interventionen/Tools zuzuordnen?

5. Literaturverzeichnis

Bak, Peter Michael (Lernen, Motivation und Emotion, 2019): Lernen, Motivation und Emotion: Allgemeine Psychologie II – das Wichtigste, prägnant und anwendungsorientiert, 2019

Barrett, Lisa Feldman/Simmons, W. Kyle (Interoceptive predictions in the brain, 2015): Interoceptive predictions in the brain, in: Nature reviews. Neuroscience 16 (2015), Heft 7, S. 419–429, https://doi.org/10.1038/nrn3950

Bear, Mark F. u. a. (Neurowissenschaften, 2018): Neurowissenschaften, Berlin, Heidelberg: Springer Berlin Heidelberg, 2018

Beck, Henning/Anastasiadou, Sofia/Meyer zu Reckendorf, Christopher (Faszinierendes Gehirn, 2018): Faszinierendes Gehirn, Berlin, Heidelberg: Springer Berlin Heidelberg, 2018

Bellebaum, Christian/Thoma, Patrizia/Daum, Irene (Neuropsychologie, 2012): Neuropsychologie, Wiesbaden: VS Verl. für Sozialwiss, 2012

Birbaumer, Niels-Peter/Schmidt, Robert F. (Biologische Psychologie, 2018): Biologische Psychologie, 7., überarbeitete und ergänzte Auflage, Berlin: Springer, 2018

Botvinick, M./Cohen, J. (Rubber hands 'feel' touch that eyes see, 1998): Rubber hands 'feel' touch that eyes see, in: Nature 391 (1998), Heft 6669, S. 756, https://doi.org/10.1038/35784

Brown, Elliot C./Brüne, Martin (The role of prediction in social neuroscience, 2012): The role of prediction in social neuroscience, in: Frontiers in human neuroscience 6 (2012), S. 147, https://doi.org/10.3389/fnhum.2012.00147

Bubic, Andreja/Cramon, D. Yves von/Schubotz, Ricarda I. (Prediction, cognition and the brain, 2010): Prediction, cognition and the brain, in: Frontiers in human neuroscience 4 (2010), S. 25, https://doi.org/10.3389/fnhum.2010.00025

Caspar, Franz (Beziehungen und Probleme verstehen, 2007): Beziehungen und Probleme verstehen: Eine Einführung in die psychotherapeutischen Plananalyse, 3., vollst. überarb. Aufl., Bern: Huber, 2007

Di Pellegrino, G. u. a. (Understanding motor events: a neurophysiological study, 1992): Understanding motor events: a neurophysiological study, in: Experimental brain research 91 (1992), Heft 1, S. 176–180, https://doi.org/10.1007/BF00230027

Eremit, Britta (Individuelle Persönlichkeitsentwicklung: Growing by Transformation, 2016): Individuelle Persönlichkeitsentwicklung: Growing by Transformation: Springer Fachmedien Wiesbaden, 2016

5. Literaturverzeichnis

Eßing, Gabriele (Praxis der Neuropsychotherapie, 2015): Praxis der Neuropsychotherapie: Wie die Psyche das Gehirn formt, Berlin: Deutscher Psychologen Verlag GmbH, 2015

Etkin, Amit/Egner, Tobias/Kalisch, Raffael (Emotional processing in anterior cingulate and medial prefrontal cortex, 2011): Emotional processing in anterior cingulate and medial prefrontal cortex, in: Trends in cognitive sciences 15 (2011), Heft 2, S. 85–93, https://doi.org/10.1016/j.tics.2010.11.004

Fischer-Epe, Maren (Coaching: miteinander Ziele erreichen, 2015): Coaching: miteinander Ziele erreichen, hrsg. von Friedemann Schulz von Thun, Bd. 62713, Reinbek bei Hamburg: Rowohlt-Taschenbuch-Verl., 2015

Gasquoine, Philip Gerard (Contributions of the insula to cognition and emotion, 2014): Contributions of the insula to cognition and emotion, in: Neuropsychology review 24 (2014), Heft 2, S. 77–87, https://doi.org/10.1007/s11065-014-9246-9

Geuter, Ulfried (Hrsg.) (Körperpsychotherapie, 2015): Körperpsychotherapie: Grundriss einer Theorie für die klinische Praxis, Berlin [Germany]: Springer, 2015

Grawe, Klaus (Neuropsychotherapie, 2004): Neuropsychotherapie, Göttingen: Hogrefe, 2004

Greif, Siegfried/Möller, Heidi/Scholl, Wolfgang (Hrsg.) (Handbuch Schlüsselkonzepte im Coaching, 2018): Handbuch Schlüsselkonzepte im Coaching: Mit 56 Abbildungen und 33 Tabellen, Berlin: Springer, 2018

Gross, C. G. (Neurogenesis in the adult brain: death of a dogma, 2000): Neurogenesis in the adult brain: death of a dogma, in: Nature reviews. Neuroscience 1 (2000), Heft 1, S. 67–73, https://doi.org/10.1038/35036235

Herculano-Houzel, Suzana (The human brain in numbers: a linearly scaled-up primate brain, 2009): The human brain in numbers: a linearly scaled-up primate brain, in: Frontiers in human neuroscience 3 (2009), S. 31, https://doi.org/10.3389/neuro.09.031.2009

Hickok, Gregory (Eight problems for the mirror neuron theory of action understanding in monkeys and humans, 2009): Eight problems for the mirror neuron theory of action understanding in monkeys and humans, in: Journal of cognitive neuroscience 21 (2009), Heft 7, S. 1229–1243, https://doi.org/10.1162/jocn.2009.21189

Huggenberger, Stefan u. a. (Neuroanatomie des Menschen, 2019): Neuroanatomie des Menschen, Berlin, Heidelberg: Springer Berlin Heidelberg, 2019

Iacoboni, Marco (Neural mechanisms of imitation, 2005): Neural mechanisms of imitation, in: Current opinion in neurobiology 15 (2005), Heft 6, S. 632–637, https://doi.org/10.1016/j.conb.2005.10.010

Josef Bischofberger, Christoph Schmidt-Hieber (Adulte Neurogenese im Hippocampus., 2006): Adulte Neurogenese im Hippocampus., in: Perspektiven der Hirnforschung – Neuroforum 06 (2006), Heft 3, S. 212–221, <https://nwg-info.de/sites/nwg-info.de/files/media/pdf/neuroforum/2006-3.pdf>

Kanfer, Frederick H./Reinecker, Hans/Schmelzer, Dieter (Selbstmanagement-Therapie, 2012): Selbstmanagement-Therapie: Ein Lehrbuch für die klinische Praxis, 5., korrigierte und durchgesehene Auflage, Berlin, Heidelberg: Springer-Verlag Berlin Heidelberg, 2012

Karnath, Hans-Otto/Thier, Peter (Hrsg.) (Kognitive Neurowissenschaften, 2012): Kognitive Neurowissenschaften: Mit 28 Tabellen, 3., aktualisierte und erweiterte Auflage, Berlin/Heidelberg: Springer, 2012

Kiesel, Andrea/Koch, Iring (Lernen, 2012): Lernen: Grundlagen der Lernpsychologie, Wiesbaden: VS Verl. für Sozialwiss, 2012

König, Eckard/Volmer, Gerda (Handbuch Systemisches Coaching, 2019): Handbuch Systemisches Coaching: Für Coaches und Führungskräfte, Berater und Trainer, 3., komplett überarbeitete und aktualisierte Auflage, Weinheim: Beltz Verlagsgruppe, 2019

Lamm, Claus/Majdandžić, Jasminka (The role of shared neural activations, mirror neurons, and morality in empathy--a critical comment, 2015): The role of shared neural activations, mirror neurons, and morality in empathy--a critical comment, in: Neuroscience research 90 (2015), S. 15–24, https://doi.org/10.1016/j.neures.2014.10.008

Lehrner, Johann (Klinische Neuropsychologie, 2006): Klinische Neuropsychologie: Grundlagen – Diagnostik – Rehabilitation, Vienna: Springer-Verlag/Wien, 2006

Lippitt, Gordon L./Lippitt, Ronald (Beratung als Prozess, 2015): Beratung als Prozess: Was Berater und ihre Kunden wissen sollten, 4. Aufl., Nachdr, Wiesbaden: Springer Gabler, 2015

Lippmann, Eric (Coaching, 2013): Coaching: Springer Berlin Heidelberg, 2013

Lippmann, Eric/Pfister, Andres/Jörg, Urs (Handbuch Angewandte Psychologie für Führungskräfte, 2019): Handbuch Angewandte Psychologie für Führungskräfte, Berlin, Heidelberg: Springer Berlin Heidelberg, 2019

Marwood, Lindsey u. a. (Meta-analyses of the neural mechanisms and predictors of response to psychotherapy in depression and anxiety, 2018): Meta-analyses of the neural mechanisms and predictors of response to psychotherapy in depression and anxiety, in: Neuroscience and biobehavioral reviews 95 (2018), S. 61–72, https://doi.org/10.1016/j.neubiorev.2018.09.022

Meier, Rolf/Janßen, Axel (Die Hamburger Schule – Definitionen Coaching, 2010): Die Hamburger Schule – Definitionen Coaching (2010), <http://www.hamburger-schule.com/modelle_definitionen/definitionen.htm> [Zugriff: 2020-08-04]

— (CoachAusbildung – ein strategisches Curriculum, 2011): CoachAusbildung – ein strategisches Curriculum, 2., überarb. und erw. Aufl., Sternenfels: Verl. Wiss. & Praxis, 2011

5. Literaturverzeichnis

Menche, Nicole/Engelhardt, Stephanie (Hrsg.) (Biologie, Anatomie, Physiologie, 2010): Biologie, Anatomie, Physiologie: Kompaktes Lehrbuch für Pflegeberufe, 6., überarb. Aufl., [4. Nachdr.], München: Elsevier Urban & Fischer, 2010

Messina, Irene u. a. (Neural correlates of psychotherapy in anxiety and depression: a meta-analysis, 2013): Neural correlates of psychotherapy in anxiety and depression: a meta-analysis, in: PLoS ONE 8 (2013), Heft 9, e74657, https://doi.org/10.1371/journal.pone.0074657

Migge, Björn (Handbuch Coaching und Beratung, 2018): Handbuch Coaching und Beratung: Wirkungsvolle Modelle, kommentierte Falldarstellungen, zahlreiche Übungen. Mit E-Book inside und Online-Material, 4., aktualisierte Auflage, Weinheim: Beltz, J, 2018

— (Personal Coach, 2020): Personal Coach: Verfahren und Inhalte im Überblick; Coaching: Definfition und Abgrenzung; Kommunikation für Coach (Teil 1), Darmstadt, 2020

Molinari, M./Masciullo, M. (The Implementation of Predictions During Sequencing, 2019): The Implementation of Predictions During Sequencing, in: Frontiers in cellular neuroscience 13 (2019), S. 1–10, https://doi.org/10.3389/fncel.2019.00439

Mukamel, Roy u. a. (Single-neuron responses in humans during execution and observation of actions, 2010): Single-neuron responses in humans during execution and observation of actions, in: Current biology : CB 20 (2010), Heft 8, S. 750–756, https://doi.org/10.1016/j.cub.2010.02.045

Müller, Gabriele (Systemisches Coaching im Management, 2012): Systemisches Coaching im Management: Das Praxisbuch für Neueinsteiger und Profis, 3. Aufl., Weinheim: Beltz, 2012

Müsseler, Jochen/Rieger, Martina (Allgemeine Psychologie, 2017): Allgemeine Psychologie, Berlin, Heidelberg: Springer Berlin Heidelberg, 2017

Myers, David G. (Psychologie, 2014): Psychologie, Berlin, Heidelberg: Springer Berlin Heidelberg, 2014

Nicolaisen, Torsten (Emotionen in Coaching und Organisationsberatung, 2019): Emotionen in Coaching und Organisationsberatung: 45 Praxis-Tipps für den Umgang mit bewegten Gemütern, Erste Auflage, 2019

Peters, Theo/Ghadiri, Argang (Neuroleadership – Grundlagen, Konzepte, Beispiele, 2013): Neuroleadership – Grundlagen, Konzepte, Beispiele, Wiesbaden: Springer Fachmedien Wiesbaden, 2013

Radatz, Sonja (Beratung ohne Ratschlag, 2015): Beratung ohne Ratschlag: Systemisches Coaching für Führungskräfte und BeraterInnen : ein Praxishandbuch mit den Grundlagen systemisch-konstruktivistischen Denkens, Fragetechniken und Coachingkonzepten, 9., unveränderte Auflage, Wolkersdorf: literatur-vsm, 2015

Radtke, K. M. u. a. (Transgenerational impact of intimate partner violence on methylation in the promoter of the glucocorticoid receptor, 2011): Transgenerational impact of intimate partner violence on methylation in the promoter of the glucocorticoid receptor, in: Translational psychiatry 1 (2011), e21, https://doi.org/10.1038/tp.2011.21

Rauen, Chrisopher (Was versteht man eigentlich genau unter Coaching?, 2020): Was versteht man eigentlich genau unter Coaching?: Der Begriff „Coaching" kann anhand der folgenden Eigenschaften definiert werden: (2020), <https://www.coaching-report.de/definition-coaching.html> [Zugriff: 2020-06-22]

Rauen, Christopher (Hrsg.) (Coaching-Tools III, 2014): Coaching-Tools III, 2. Aufl., 2014

— (RAUEN Coaching-Marktanalyse 2020, 2020): RAUEN Coaching-Marktanalyse 2020: Stand 04.05.2020 (2020), <https://www.rauen.de/dienstleistungen/marktanalyse.html> [Zugriff: 2020-08-20]

Rauen, Christopher/Steinhübel, Andreas (COACH-Modell von Rauen & Steinhübel – Coaching-Report, 2020): COACH-Modell von Rauen & Steinhübel – Coaching-Report (2020), <https://www.coaching-report.de/definition-coaching/coaching-ablauf/coach-modell.html> [Zugriff: 2020-08-23]

Rizzolatti, Giacomo (The mirror neuron system and its function in humans, 2005): The mirror neuron system and its function in humans, in: Anatomy and embryology 210 (2005), 5–6, S. 419–421, https://doi.org/10.1007/s00429-005-0039-z

Roth, Gerhard/Heinz, Andreas/Walter, Henrik (Psychoneurowissenschaften, 2020): Psychoneurowissenschaften, 2020

Roth, Gerhard/Ryba, Alica (Coaching, Beratung und Gehirn, 2016): Coaching, Beratung und Gehirn: Neurobiologische Grundlagen wirksamer Veränderungskonzepte, Stuttgart: Klett-Cotta, 2016

Rudebeck, Peter H./Rich, Erin L. (Orbitofrontal cortex, 2018): Orbitofrontal cortex, in: Current biology : CB 28 (2018), Heft 18, R1083-R1088, https://doi.org/10.1016/j.cub.2018.07.018

Sawizki, Egon R. (30 Minuten NLP im Alltag, 2012): 30 Minuten NLP im Alltag, Offenbach: Gabal Verlag GmbH, 2012

Schiepek, Günter (Hrsg.) (Neurobiologie der Psychotherapie, 2011): Neurobiologie der Psychotherapie, 2., vollständig neu bearbeitete und erweiterte Auflage, Stuttgart: Schattauer, 2011

Schmidt, Robert F./Schaible, Hans-Georg/Birbaumer, Niels-Peter (Neuro- und Sinnesphysiologie, 2006): Neuro- und Sinnesphysiologie, 5., neu bearbeitete Auflage, Berlin, Heidelberg: Springer Medizin Verlag Heidelberg, 2006

Shmuelof, Lior/Zohary, Ehud (Watching others' actions: mirror representations in the parietal cortex, 2007): Watching others' actions: mirror representations in the parietal cortex, in: The Neuroscientist : a review journal bringing neurobiology, neurology and psychiatry 13 (2007), Heft 6, S. 667–672, https://doi.org/10.1177/1073858407302457

Simon, Walter (GABALs großer Methodenkoffer, 2012): GABALs großer Methodenkoffer: Grundlagen der Kommunikation, / Walter Simon ; [3], 3. Aufl., Offenbach: GABAL, 2012

Snyder, Jason S. (Questioning human neurogenesis, 2018): Questioning human neurogenesis, in: Nature 555 (2018), Heft 7696, S. 315–316, https://doi.org/10.1038/d41586-018-02629-3

Spreer, Philipp (PsyConversion, 2018): PsyConversion, Wiesbaden: Springer Fachmedien Wiesbaden, 2018

Stangl, Doris/Thuret, Sandrine (Impact of diet on adult hippocampal neurogenesis, 2009): Impact of diet on adult hippocampal neurogenesis, in: Genes & nutrition 4 (2009), Heft 4, S. 271–282, https://doi.org/10.1007/s12263-009-0134-5

Strobach, Tilo/Wendt, Mike (Allgemeine Psychologie, 2018): Allgemeine Psychologie: Ein Überblick für Psychologiestudierende und -interessierte, Berlin: Springer Berlin, 2018

Trepel, Martin (Neuroanatomie, 2001): Neuroanatomie: Struktur und Funktion ; mit 23 Tabellen, 2., überarb. Aufl., [2. Nachdr.], München: Urban & Fischer, 2001

Uddin, Lucina Q. u. a. (Structure and Function of the Human Insula, 2017): Structure and Function of the Human Insula, in: Journal of clinical neurophysiology : official publication of the American Electroencephalographic Society 34 (2017), Heft 4, S. 300–306, https://doi.org/10.1097/WNP.0000000000000377

Webers, Thomas (Systemisches Coaching, 2020): Systemisches Coaching: Psychologische Grundlagen, 2., überarb. u. erw. Auflage 2020, Berlin: Springer Berlin; Springer, 2020

Wegener, Robert (Bedeutsame Momente im Coaching, 2019): Bedeutsame Momente im Coaching: Eine explorative Untersuchung zur Weiterentwicklung der Prozessforschung, Wiesbaden: Springer, 2019

Wehrle, Martin (Die 100 besten Coaching-Übungen): Die 100 besten Coaching-Übungen: Das grosse Workbook für Einsteiger und Profis zur Entwicklung der eigenen Coaching-Fähigkeiten, 11. Auflage

Wittchen, Hans-Ulrich (Klinische Psychologie & Psychotherapie, 2011): Klinische Psychologie & Psychotherapie, 2., überarb. und erw. Aufl., Heidelberg: Springer-Medizin, 2011

Wrede, Britt A./Wiesenthal, Karin (Coaching für Industrie 4.0, 2018): Coaching für Industrie 4.0: Empowerment für Entwicklung und Transformation, Berlin: Springer Gabler, 2018

Yoshimura, Shinpei u. a. (Cognitive behavioral therapy for depression changes medial prefrontal and ventral anterior cingulate cortex activity associated with self-referential processing, 2014): Cognitive behavioral therapy for depression changes medial prefrontal and ventral anterior cingulate cortex activity associated with self-referential processing, in: Social cognitive and affective neuroscience 9 (2014), Heft 4, S. 487–493, https://doi.org/10.1093/scan/nst009

Zainuddin, Muhammad Syahrul Anwar/Thuret, Sandrine (Nutrition, adult hippocampal neurogenesis and mental health, 2012): Nutrition, adult hippocampal neurogenesis and mental health, in: British medical bulletin 103 (2012), Heft 1, S. 89–114, https://doi.org/10.1093/bmb/lds021

Zeller, Daniel u. a. (Sensory processing and the rubber hand illusion--an evoked potentials study, 2015): Sensory processing and the rubber hand illusion--an evoked potentials study, in: Journal of cognitive neuroscience 27 (2015), Heft 3, S. 573–582, https://doi.org/10.1162/jocn_a_00705

Zhao, Chunmei/Deng, Wei/Gage, Fred H. (Mechanisms and functional implications of adult neurogenesis, 2008): Mechanisms and functional implications of adult neurogenesis, in: Cell 132 (2008), Heft 4, S. 645–660, https://doi.org/10.1016/j.cell.2008.01.033